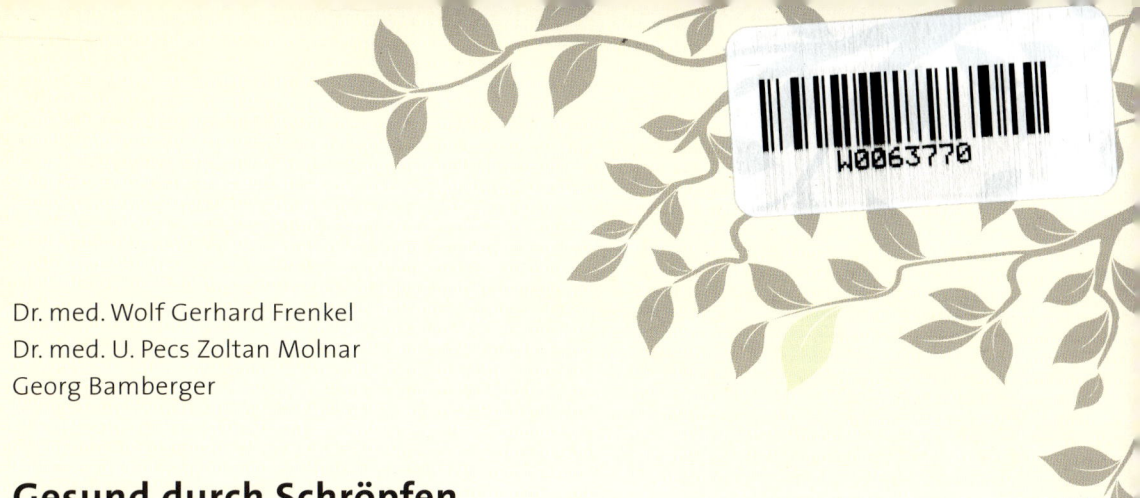

Dr. med. Wolf Gerhard Frenkel
Dr. med. U. Pecs Zoltan Molnar
Georg Bamberger

Gesund durch Schröpfen

Dr. med. Wolf Gerhard Frenkel
Dr. med. U. Pecs Zoltan Molnar
Georg Bamberger

Gesund durch Schröpfen

Grundlagen und Anwendung

2., überarbeitete Auflage

Mit einem Geleitwort von
Prof. Prof. h.c. Matthias Kunth

Mit 107 Abbildungen und 13 Tabellen

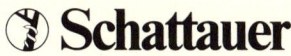 Schattauer

Dr. med. Wolf Gerhard Frenkel
Schnurrenbühl 15-23
72514 Inzigkofen-Engelswies
dr.frenkel@dr.frenkel.de

Dr. med. U. Pecs Zoltan Molnar
Schmiechastraße 50
72458 Albstatt
drzmolnar@aol.com

Georg Bamberger
Ostrand 3
89423 Gundelfingen
gbamberger@bamberger-gummi.com

Bibliografische Information der Deutschen Nationalbibliothek
Die Deutsche Nationalbibliothek verzeichnet diese Publikation in der Deutschen Nationalbibliografie; detaillierte bibliografische Daten sind im Internet über http://dnb.d-nb.de abrufbar.

Besonderer Hinweis
Die Medizin unterliegt einem fortwährenden Entwicklungsprozess, sodass alle Angaben, insbesondere zu diagnostischen und therapeutischen Verfahren, immer nur dem Wissensstand zum Zeitpunkt der Drucklegung des Buches entsprechen können. Hinsichtlich der angegebenen Empfehlungen zur Therapie und der Auswahl sowie Dosierung von Medikamenten wurde die größtmögliche Sorgfalt beachtet. Gleichwohl werden die Benutzer aufgefordert, die Beipackzettel und Fachinformationen der Hersteller zur Kontrolle heranzuziehen und im Zweifelsfall einen Spezialisten zu konsultieren. Fragliche Unstimmigkeiten sollten bitte im allgemeinen Interesse dem Verlag mitgeteilt werden. Der Benutzer selbst bleibt verantwortlich für jede diagnostische oder therapeutische Applikation, Medikation und Dosierung.
In diesem Buch sind eingetragene Warenzeichen (geschützte Warennamen) nicht besonders kenntlich gemacht. Es kann also aus dem Fehlen eines entsprechenden Hinweises nicht geschlossen werden, dass es sich um einen freien Warennamen handelt.

© 2014 by Schattauer GmbH, Hölderlinstraße 3, 70174 Stuttgart, Germany
E-Mail: info@schattauer.de
Internet: www.schattauer.de
Printed in Germany

Redaktion: Bamberger Wellness GmbH

Umschlagabbildungen: links: Fotolia XIII © www.fotolia.de; rechts: olivier26 © www.canstockphoto.de
Umschlaggestaltung, Layout und Satz: jawamedia . Marika Welzhofer, 89423 Gundelfingen
Druck und Einband: AZ Druck und Datentechnik GmbH, 87437 Kempten/Allgäu

ISBN 978-3-7945-3085-4

Auch als e-Book erhältlich
ISBN 978-3-6894-9

Geleitwort

Seit über 25 Jahren beschäftige ich mich mit der Schröpftherapie – einer traditionellen Heilmethode, die nicht nur in unserem Kulturkreis, sondern auch in der orientalischen und asiatischen Medizin eine bedeutende Rolle gespielt hat bzw. spielt.

Traditionell wird diese physikalische Vakuumtherapie per Flammenschröpfung mittels Glas-, Blech- oder Bambusgefäßen durchgeführt.
Auch in unserer Praxis haben wir seit jeher die traditionelle Schröpftherapie mit Glasschröpfköpfen angewendet. Allerdings haben alle diese herkömmlichen Schröpfmethoden einige technisch bedingte Schwächen: So lässt sich beispielsweise die Reizstärke nur ungenau dosieren und die Therapie kann an anatomisch schwierigen Stellen nicht angewendet werden.

Mittlerweile wurde die Methode zum Glück weiterentwickelt und ermöglicht heute ein selbsttätiges Schröpfen, bei dem Arzt und Patient die Hände frei haben, eine Behandlung bisher unzugänglicher Körperregionen sowie eine aktive Saugwellenmassage, mit der sich ganz neue Behandlungsoptionen eröffnen. Gemäß dem ganzheitlichen Gedanken „Hilfe zur Selbsthilfe" sind Patienten dank der neuerdings sehr einfachen Anwendung in der Lage, die Schröpfmethode auch selbstständig zu Hause durchzuführen.

Wer diese Methode nicht kennt, wird erstaunt sein, bei wie vielen größeren und kleineren Gesundheitsstörungen (sogar im Bereich Psychosomatik/Psychotherapie), kosmetischen Problemen und sportlichen Aufgabenstellungen sie oftmals entscheidend zur Gesundung beitragen kann – und das praktisch ohne Nebenwirkungen.

Unsere Erfahrungen zeigen, dass auch im Bereich des Leistungssports enorme energetische Verbesserungen mithilfe des Schröpfens erzielt werden können. Neben der exakt dosierbaren Reizstärke bei der Behandlung einzelner Muskelgruppen spielt auch eine gezielte Eigenblutfreisetzung an reflektorisch wirksamen Schröpfzonen eine wichtige Rolle. Dabei werden regulatorische Prozesse ausgelöst, welche nicht nur das körpereigene Immunsystem stärken, sondern auch zu einer allgemeinen Steigerung der körperlichen Leistungsfähigkeit führen. Auf natürliche Weise können so mit dem Schröpfverfahren das körpereigene Energieniveau angehoben und Leistungsreserven mobilisiert werden.

Der vorliegende Leitfaden richtet sich an Ärzte, Therapeuten und interessierte Patienten. Den Autoren gelang der schwierige Spagat, das Thema sowohl unter professionellen Gesichtspunkten als auch für Laien verständlich darzustellen. Wissenschaftlich fundiert, präzise und praxisrelevant wird der Leser in die theoretischen Grundlagen und die Anwendungsmöglichkeiten des Schröpfens eingeführt. Alleine schon wegen der sorgfältigen Darstellung physiologischer Grundlagen der Schröpftherapie kann dieser Leitfaden als Standardwerk der Schröpftherapie bezeichnet werden. Ich kann dieses sorgfältig erstellte Werk allen an der Schröpftherapie Interessierten empfehlen und wünsche ihm eine weite und erfolgreiche Verbreitung.

Prof. Prof. h. c. Matthias Kunth
Fudan Univ. Shanghai

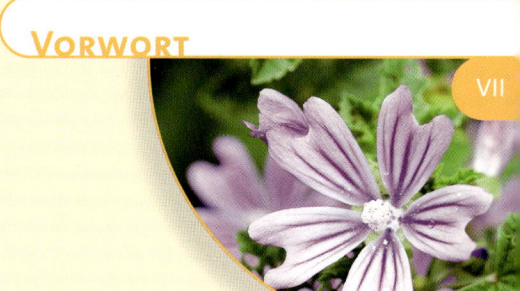

Vorwort

Die Schröpftherapie gehört zu den Naturheilmethoden wie z. B. auch die Hydrotherapie (man denke an die Wasserkur des Pfarrer Kneipp!) oder die Behandlung mit Heilpflanzen.

Den naturnahen Therapiemethoden gemeinsam ist die Wirkweise auf den Körper: Sie zielen auf eine Umstimmung, ein Wecken der körpereigenen Regenerations- und Selbstheilungskräfte.

All diese Methoden nutzen mehr oder weniger starke Reize – Berührung, Hautverformung, Kälte, Wärme, auch leichte Schmerzreize –, um den Organismus gewissermaßen wachzurütteln und an seine Aufgaben zu erinnern: eine schlechte Durchblutung steigern, Schlackenstoffe aus dem Gewebe ausspülen, Verspannungen lösen, seelische „Knoten" entwirren, Fehlreaktionen z. B. im Stoffwechsel einregulieren usw.

Jeder, der sich einmal hat schröpfen lassen, gleichgültig mit welcher Methode, wird sich an dieses Gefühl erinnern! Da saugt sich etwas an seiner Haut fest, es schmerzt leicht, wird dann kühl und später gefühllos, dann bildet sich nach einigen Minuten ein Bluterguss.

Das, was Sie bewusst gespürt haben, ist aber nur ein kleiner Teil der körperlichen Wahrnehmung, denn der empfundene Reiz wird auch zu anderen, unbewussten Bereichen des Nervensystems umgeschaltet und führt dort zu der oben beschriebenen Umstimmungsreaktion. Außerdem verändert sich der lokale Stoffwechsel im behandelten Gebiet. Aber davon später mehr!

Wer sich ernsthaft mit der Methode des Schröpfens auseinandersetzen möchte, sollte beherzigen: Der Therapieerfolg kommt stets mit der Beharrlichkeit in der Anwendung. Selten gelingt es irgendeinem medizinischen Verfahren, den krankhaften Zustand mit einer Behandlung gewis-

FÜR DEN MEDIZINER:
Gerade zum Stichwort „Reiztherapie" finden Sie im Literaturverzeichnis unter anderem Lehrbücher und grundlegende wissenschaftliche Aufsätze, die sich mit diesem Thema im größeren Rahmen oder aber mit speziellem Fokus auf die Schröpftherapie befassen.

sermaßen schlagartig zu beenden. Das sind glückliche Momente für den Therapeuten und den Patienten, aber eben leider rar gesät.

Vielmehr lehrt die Erfahrung, dass geduldiges Weitertherapieren in einer gut verträglichen Dosis durch einen lang dauernden Therapieerfolg belohnt wird.

Geben Sie also nicht zu früh auf, dosieren Sie vorsichtig und brechen Sie die Behandlung vor allem dann nicht ab, wenn sich die Beschwerden zunächst verschlimmern sollten. Diese Erstverschlimmerung ist oftmals ein Hinweis dafür, dass die Therapie anschlägt.

Dieses Buch richtet sich sowohl an den Arzt, an den Therapeuten als auch an den interessierten Laien, der etwas über die Heilmethode des Schröpfens erfahren möchte.

Keinesfalls kann es die exakte Diagnose und Therapieplanung des medizinischen Fachmanns ersetzen. Stets muss eine Eigenbehandlung des Laien an sich selbst oder z. B. seinen Familienmitgliedern mit dem behandelnden Therapeuten abgestimmt werden.

Richtig eingesetzt, ist die Schröpftherapie eine ebenso wirkungsvolle wie sichere Methode. Wie bei allen anderen Heilmethoden gibt es aber auch hier Vorsichtsmaßnahmen, klare Regeln zu Dosierung und Ort der Anwendung sowie eindeutige Gegenanzeigen.

Die Schröpfmethode ist auch eine wertvolle Ergänzung anderer medizinischer Heilverfahren wie Operationen, Arzneitherapie, Diätetik oder auch physiotherapeutische Maßnahmen. In vielen Fällen mag das Schröpfen als alleinige Methode zur Heilung ausreichen, meist ist aber eine Kombination mehrerer therapeutischer Ansätze angezeigt.

Es ist also nicht sinnvoll, in jedem Fall nur auf die Schröpftherapie zu setzen, auch wenn es sich dabei um eine der natürlichsten Heilweisen überhaupt handelt.

Deshalb unsere Bitte:
Informieren Sie sich gründlich über die Möglichkeiten und Grenzen des Schröpfens, lassen Sie sich durch den Therapeuten Ihres Vertrauens dazu beraten und gehen Sie vor allem behutsam zu Werke, denn die Devise „Viel hilft viel" ist gerade bei der Schröpftherapie absolut fehl am Platz.

Die in diesem Buch vorgeschlagenen Dosierungen der Schröpftherapie hinsichtlich Anwendungsort, Zeitdauer und Intensität sind lediglich als therapeutische Hinweise gedacht – sie stellen Mittelwerte aus dem Erfahrungsschatz vieler Jahrzehnte dar.

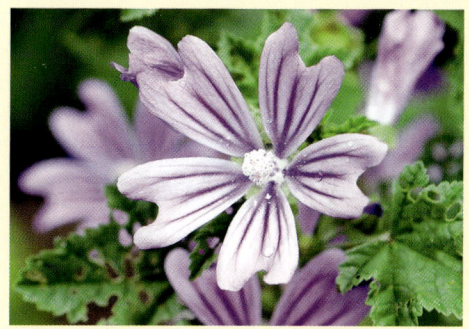

Abb. 1

Was beim einen Patienten schon heftige Reaktionen auslöst, mag beim anderen Patienten unterdosiert und damit wirkungslos sein.
Bitte testen Sie selbst an sich bzw. Ihrem Patienten vorsichtig aus, welche Dosierung die richtige ist. Dafür können die Angaben dieses Buches als grobe Richtschnur dienen; die Dosierung ist aber für jeden Menschen individuell zu ermitteln. Auch dabei sollten Sie sich von Ihrem Arzt/Therapeuten beraten, begleiten und unterstützen lassen.

Und nun viel Spaß bei der Lektüre und vor allem viel Erfolg!
Ihr Autorenteam
Dr. med. Wolf Gerhard Frenkel
Dr. med. U. Pecs Zoltan Molnar
Georg Bamberger

Über die Autoren

Dr. med. Wolf Gerhard Frenkel ist 58 Jahre alt, verheiratet und Vater von zwei erwachsenen Kindern. Er ist Arzt, Unternehmer und Berater. Seit Jahrzehnten beschäftigt er sich mit der physikalischen Medizin, Schwerpunkt Balneologie, Hydro- und Physiotherapie. Zum letztgenannten Fachgebiet gehört auch die in diesem Buch beschriebene Schröpftherapie. Auf diesem Gebiet hat Herr Dr. Frenkel mehrere Erfindungen zum Patent angemeldet und Fachaufsätze veröffentlicht.

Dr. med. Zoltan Molnar Jahrgang 1956, ist verheiratet und Vater von vier Kindern. Nach seiner Ausbildung zum Anästhesisten hat er sich als Schmerztherapeut in Albstadt-Ebingen niedergelassen. Neben der Pharmakotherapie stehen ihm dabei auch spezielle Injektionstechniken, manualtherapeutische Interventionen und die Akupunktur zu Gebote. Seit einiger Zeit ergänzt auch die Schröpfmethode sein therapeutisches Arsenal. Unter seiner Leitung wurden Wirksamkeitsnachweise über die Schröpfbehandlung mit speziellen weichen Silikonmatten erbracht.

Georg Bamberger ist 54 Jahre alt, verheiratet und Vater von drei Kindern. Als passionierter Trainer und Akteur im Ballsport und Ausdauerbereich hat er sich nicht nur auf Trainingselemente, sondern besonders auf natürliche Leistungsverbesserung, Leistungsprävention und sportmedizinische Rehamaßnahmen ausschließlich durch die Anwendung von Schröpftherapien spezialisiert. Die Ausbildung im Eissportzentrum Inzell, in der Sportschule Warendorf sowie über 30 Jahre Praxis sprechen für sich. Seminare über die sportmedizinisch sinnvolle Ernährung gehören zwischenzeitlich zum Tagesprogramm (s. Veröffentlichung Focus 2008). Herr Bamberger ist Inhaber eines Unternehmens zur Herstellung von hochpräzisen Silikonteilen für die Medizin- und Labortechnik und Erfinder der Bamico-Schröpftherapie, der Bamico-Saugwellenmassage sowie des Cellulite-Variomatik-Kleeblattes.

Inhalt

XIV

Bildnachweise

Wir bedanken uns herzlich bei den nachfolgend aufgeführten Personen und Institutionen für die freundlicherweise zur Verfügung gestellten Fotos.

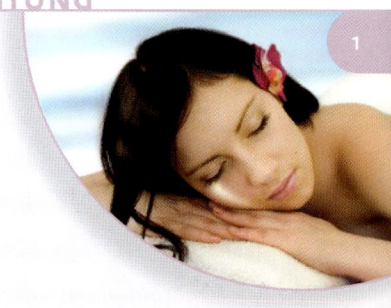

1. Einleitung

Bekanntlich gehört die Gattung Mensch zu den Säugetieren, die ihren Nachwuchs mit einem nahrhaften Sekret aus speziellen Hautdrüsen, der Milch, aufziehen. Um sie aufzunehmen, muss das Neugeborene schon gleich nach der Geburt die Fähigkeit zum aktiven Saugen besitzen. Der Saugreflex sichert dem neuen Erdenbürger das Überleben.

Das Saugen mit dem Mund gehört zu den ältesten Therapiemethoden der Menschheit überhaupt. Aber was stand unseren Urahnen an therapeutischem Arsenal zur Verfügung? Sie hatten ihre Hände, mit denen sie massieren, Blutungen stillen oder Glieder einrenken konnten – und sie hatten ihren Mund, damit konnten sie Schlangenbisse aussaugen, verschmutzte Wunden säubern, Splitter und Dornen herausziehen oder lokalisierte Schmerzen lindern. Der große Vorteil: Beides hatte unser steinzeitlicher Vorfahr stets bei sich, auch wenn er völlig allein und auf sich gestellt war.

Erste Nachrichten über medizinisch angewandtes „Saugen" oder „Schröpfen" besitzen wir von den Hochkulturen im Zweistromland und in Ägypten. Szenische Darstellungen legen nahe, dass sie die Heilmethode des Schröpfens kannten und durchaus differenziert einzusetzen wussten.

Die Antike sah dann eine hoch entwickelte Schröpfkunst, die in manchen Gegenden des römischen Weltreichs fest in das Baderitual der Thermen integriert war.

Die großen Ärzte des Altertums verwendeten das Schröpfen sehr kenntnisreich, praktisch für dieselben Heilanzeigen, bei denen wir es noch heute mit Erfolg einsetzen.

FÜR DEN MEDIZINER:
Dieses Buch wendet sich gleichermaßen an den naturheilkundlich orientierten Arzt/Therapeuten wie an den medizinisch interessierten Laien.
Die Randbemerkungen „Für den Mediziner" finden Sie auf den folgenden Seiten überall dort, wo den Verfassern ein klärendes Wort, eine Hintergrundinformation oder weiterführende Gedanken an die Adresse der therapeutisch tätigen Fachleute angebracht erschienen.

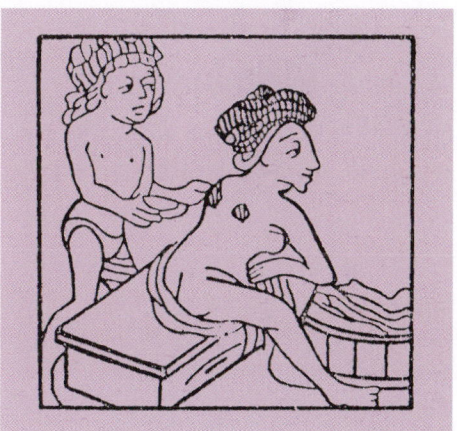

Abb. 2: Schröpfen im Mittelalter

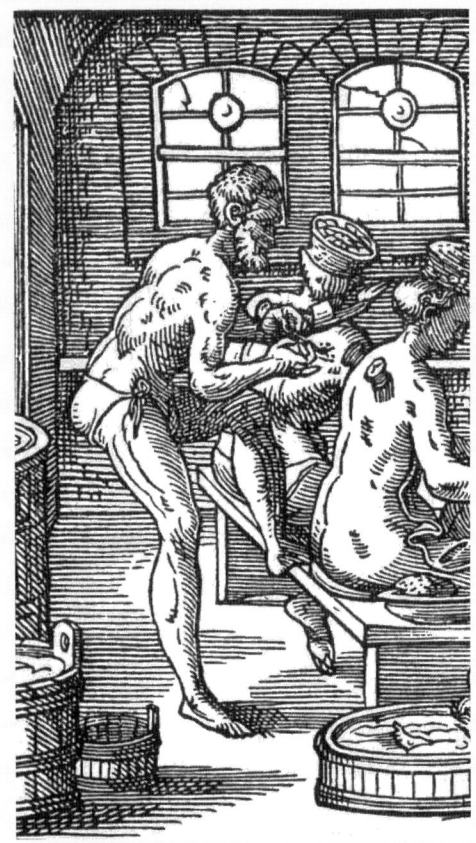

Abb. 3: Bader beim Schröpfen Anfang des 17. Jhd.

Im „dunklen" Mittelalter war die Schröpfkunst eines der wenigen sinnvollen Verfahren, die den Ärzten der damaligen Zeit zur Verfügung standen. Sie mag auch zuweilen sicherlich gut geholfen haben – jedenfalls besser als andere damals gebräuchliche, heute abenteuerlich anmutende „Therapien".

Allerdings wurde insbesondere das blutige Schröpfen, speziell in Form des sog. Aderlasses, bis in die Neuzeit hinein ziemlich unkritisch eingesetzt, teilweise bei Krankheitsbildern, die wir heute eindeutig als Kontraindikation bezeichnen würden.

Manchen armen Tuberkulosekranken oder Schwerverletzten haben die Bader mit solcher „Kunst" ins frühe Grab gebracht.

Im 19. Jahrhundert entwickelten wissenschaftlich ausgebildete Mediziner und Therapeuten endlich klare Regeln für das Schröpfen, teilweise unter Rückgriff auf das damals wieder entdeckte antike Wissen.

Heute verfügen wir über eine solide wissenschaftliche Grundlage und ausgereifte, vielfach erprobte Gerätschaften, aber auch Medizinerkollegen und Heilpraktiker mit ausgezeichnetem Erfahrungswissen, so dass die Methode als wertvolle Bereicherung des therapeutischen Arsenals angesehen werden darf.

Das war nicht immer so. Nach den Übertreibungen des 18. Jahrhunderts geriet das Schröpfen in dem Maße in Misskredit, wie die wissenschaftliche Medizin und – nicht viel später – die Arzneitherapie ihren Siegeszug antraten.

Schon in den dreißiger Jahren des vorigen Jahrhunderts setzte jedoch ein Umdenk- und Rehabilitierungsprozess ein, als die Mediziner merkten, dass mit Antibiotika, Schmerzmitteln und Psychopharmaka keineswegs alle Krankheiten in den Griff zu bekommen waren, schon gar nicht dauerhaft. Das uralte Wissen unserer klugen Vorväter wurde also wieder ausgegraben, zuerst von verdienten Heilpraktikern und wohl informierten Laien. Infolge wurden Begriffe wie „Umstimmungstherapie", „Ausleitungstherapie" oder „Regulative Medizin" geprägt. Diese förderten die Entwicklung wirkungsvoller Methoden auch gegen chronische Erkrankungen. Gerade diesen steht nämlich die „moderne" Medizin oft ziemlich ratlos gegenüber.

Der mündige Therapeut von heute lässt sich nicht mehr in Schubladen stecken wie „Schulmedizin" oder „Alternativmedizin", sondern er nutzt in genau abgewogener Kombination gesicherte Methoden aus beiden Denkrichtungen – und er fährt gut damit. Warum nicht parallel zur Antibiotikatherapie einer Lungenentzündung ein ausleitendes Verfahren wie das Schröpfen anwenden?

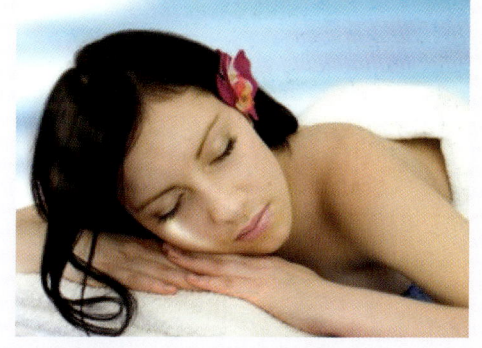

Abb. 4

Und was spricht dagegen, bei einem „schulmedizinischen" Kaiserschnitt Schmerzfreiheit durch Akupunkturnadeln herzustellen? Deshalb sollte man statt des polarisierenden Begriffs „Alternativmedizin" besser – und passender – „Komplementärmedizin" verwenden, was so viel wie „Ergänzungsmedizin" bedeutet.

Die Therapie soll zuallererst dem kranken Menschen nutzen, und ihm ist es gleichgültig, ob er letztlich durch schulmedizinische oder naturheilkundliche Methoden von seinem Leiden befreit wird.

Ganz besonders lohnt es sich, die Kunst des Schröpfens einer näheren Betrachtung zu unterziehen, denn sie hält für den hilfesuchenden Menschen einige sehr wertvolle und Mut machende Möglichkeiten bereit.

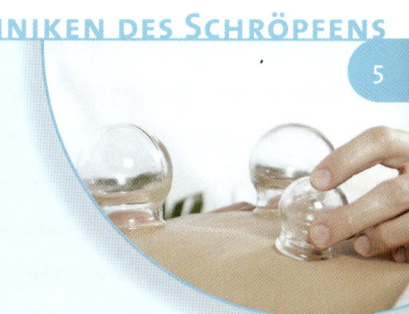

2. Techniken des Schröpfens/Tipps vorab

1. Blutiges/unblutiges Schröpfen

Beim Schröpfen kommt es darauf an, ein Vakuum an umschriebenem Ort über eine bestimmte Zeit auf die Hautoberfläche einwirken zu lassen. Nach einigen Sekunden Saugung bildet sich eine leichte Rötung, zurückzuführen auf eine vermehrte Gefäßfüllung, die sich nach Beendigung des Schröpfvorganges rasch zurückbildet. Nach einigen Minuten, je nach Hauttyp und -empfindlichkeit, erhalten wir einen Bluterguss, wie ihn jeder vom „Knutschfleck" her kennt. Würde man nun das Vakuum weiter einwirken lassen, könnte das Blut sogar an der Hautoberfläche austreten.

Diesen Vorgang kann man durch Ritzen der Hautoberfläche, das sogenannte Scarifizieren, fördern. Dazu verwendet der Fachmann einen Schröpfschnepper, bei dem mehrere winzige scharfe Klingen die Haut in exakt vorbestimmbarer Tiefe bis zur Oberfläche der Lederhaut einschneiden. Das Vakuum fördert dann das Blut aus der Tiefe des Gewebes; ein starker lokaler Reiz sowohl im Hinblick auf die Schmerzempfindung als auch auf das lokale Stoffwechselgeschehen im behandelten Bezirk. An schlecht durchbluteten oder gestauten Hautpartien kann das Schröpfen auch eine Entlastung dadurch bringen, dass hier fest sitzende Schlackenstoffe, Gewebetrümmer und dergleichen ausgesogen und durch frisches Blut ersetzt werden. Das geschröpfte Blut sammelt sich im Glas und wird nach Ende der Therapie entsorgt.

Das blutige Schröpfen zählt zu den Methoden, die Energie entziehend wirken. Es sollte deshalb in erster Linie an erhabenen, eher gestauten Hautstellen („Bergen") und bei Zuständen mit vermehrter Blutfülle zum Einsatz kommen.

Alle anderen Formen des Schröpfens, bei denen es nicht zum Blutaustritt kommt, bezeichnen wir als „trocken" bzw. „unblutig". Hier steht der nervale Stimulus im Vordergrund, mit zunehmender Schröpfdauer auch der chemische Reiz des ausgetretenen Blutes im Gewebe. Das Blut ist außerhalb des Gefäßsystems ein Fremdkörper und wird als solcher vom Körper behandelt. Die zerfallenden Blutzellen locken Abwehr- und Fresszellen heran, die den Ort des Geschehens in einigen Tagen aufräumen. Das Hämoglobin der roten Blutkörperchen wird über verschiedene Stufen zu Bilirubin (dem Gallenfarbstoff) und Biliverdin (grün!) abgebaut, was die späteren Regenbogenfarben des Blutergusses erklärt.

Werden mehrere Schröpfköpfe angesetzt, müssen Abwehr- und Aufräumkommandos über mehrere Tage hinweg ordentliche Arbeit leisten – ein gutes Training, das bei dieser Gelegenheit auch andere, vom örtlichen Geschehen weit entfernte Herde beeinflussen und zur Reaktion bringen kann. So lässt sich das Prinzip der Umstimmungstherapie erklären, deren Ziel es ist, ein schwelendes, nie ganz ausgeheiltes Krankheitsgeschehen, etwa einen vereiterten Zahnhals, zum Aufflackern zu bringen. Der Therapeut freut sich, wenn ihm dies gelingt, denn nun kann er dieses Störfeld mit den ihm zu Gebote stehenden Therapiemethoden zur Ausheilung bringen – und damit auch viele davon ausgehende Krankheiten.

Das trockene Schröpfen ist eher eine Energie zuführende Methode, daher sollte man vorzugsweise eingefallene Hautstellen („Täler") für die Behandlung wählen.

Beim blutigen Schröpfen mit mehreren Gläsern beträgt der Blutverlust maximal 300 ml. Das ist etwa die Hälfte eines therapeutischen Aderlasses, reicht aber ohne Weiteres aus, um die Fließeigenschaften des Blutes durch den Verdünnungseffekt zu verbessern. Das abgeleitete Blut ersetzt der Körper nämlich zunächst durch Gewebewasser, wodurch es weniger zäh fließt und sich besser in den Kapillaren verteilt.

2. Schröpfgläser

Wenn Sie die Abbildungen 2 und 3 und Abbildung 5 vergleichen, sehen Sie, dass sich die Schröpfgläser im Laufe der Jahrhunderte kaum verändert haben. Im Prinzip handelt es sich damals wie heute um glockenförmige Glasgefäße mit oder ohne Öffnung, mit rundem oder ovalem, leicht gewulstetem Rand. Das Vakuum erzeugt man durch einen zusammendrückbaren Gummiball, der über einen Flansch mit dem Schröpfglas verbunden ist, mittels Saugpumpe oder durch Erhitzen der Luft im Schröpfglas. Letzteres geschieht am einfachsten mit einem alkoholgetränkten Watteträger, den man entzündet, kurz in das Schröpfglas hineinhält und dann sofort wieder entfernt. Gleich danach setzt man das Schröpfglas am Körper an. Beim Abkühlen zieht sich die zuvor erhitzte Luft zusammen und erzeugt dadurch den gewünschten Unterdruck. Das Glas saugt sich an der Haut fest.

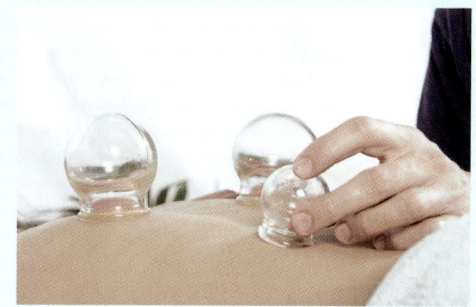

Abb. 5: Schröpfen mit Gläsern

Für die verschiedenen Einsatzzwecke und -orte gibt es eine Vielzahl von Größen und Formen.

Bei empfindlichen oder stark gewölbten Hautpartien sowie bei Kindern empfehlen sich solche mit eher kleinem Durchmesser, während die größeren an flachen, stärker belastbaren Hautbezirken überwiegend bei Erwachsenen zum Einsatz kommen.

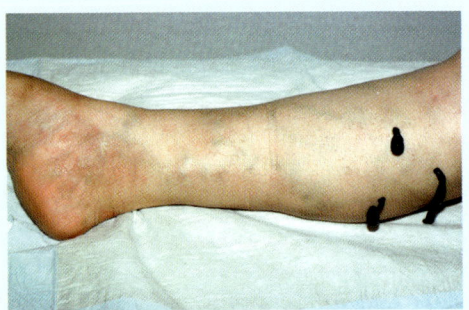

Abb. 6: Schröpfen mit Blutegeln

3. Blutegel

Der medizinische Blutegel, lateinisch Hirudo medicinalis (s. Abb. 6), darf sich heute nurmehr selten am Patienten festsaugen, obwohl seine therapeutischen Wirkungen unbestritten sind. Ein einzelner Egel nimmt zwar nur etwa 10 ml Blut auf, aber durch die lange Nachblutung verliert der Körper insgesamt rund 50 ml. Üblicherweise werden bis zu 10 Blutegel angelegt, so dass sich der Blutverlust mit maximal rund 500 ml doch auf den Wert eines Aderlasses aufaddieren kann.

Gegenüber der rein blutverdünnenden Wirkung des Aderlasses hat die Blutegelbehandlung einen ganz entscheidenden Vorteil: Die Tiere geben eine entzündungshemmende und Blut verflüssigende Substanz, das Hirudin, in den Körper ab, das seine Wirkungen im gesamten Blutkreislauf entfaltet.

Einsatzgebiete für den medizinischen Blutegel sind demnach Stauungserscheinungen, chronische Entzündungen, z. B. an den Gelenken, Venenentzündungen und Eiterungen. In den USA wird er sogar bei mikrochirurgischen Eingriffen zur lokalen Blutverdünnung mit gutem Erfolg angewendet.

4. Aderlass

Betrachtet man die Geschichte dieses an sich vernünftigen Therapieverfahrens, stellt man fest, dass dadurch wohl weit mehr Leute ihr Leben gelassen als Heilung gefunden haben. Schon Molière machte sich über das begrenzte therapeutische Arsenal der Ärzte des 17. Jahrhunderts lustig, indem er sie in seinen Komödien stets „la saignée et la purge", also den

Aderlass und das Abführen, bei jeglicher Erkrankung hervorkramen ließ. So kam der therapeutische Aderlass im 19. Jahrhundert für viele Jahrzehnte in Verruf und wurde auch da nicht mehr angewandt, wo er dringend geboten gewesen wäre, nämlich bei bestimmten Formen der vermehrten Blutfülle (Polyzythämie) und bei speziellen Lebererkrankungen mit Eisenüberladung (Hämochromatose).

Heute rufen viele Hilfsorganisationen, vor allem das Deutsche Rote Kreuz, zum Blutspenden auf und helfen dadurch nicht nur den Empfängern dieses überlebenswichtigen Ersatzstoffes, sondern auch den Spendern, deren Blut nach dem „Aderlass" eine Zeitlang viel leichter durch die Gefäße zirkuliert.

Diese Wirkung macht sich auch die Naturheilkunde zunutze, wenn es gilt, bei Zuständen nach Schlaganfall, Asthma mit Blutstauung in der Lunge oder Lungenödem die Mikrozirkulation, d. h. die Durchblutung der feinen Kapillargefäße, zu verbessern.

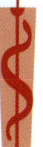

FÜR DEN MEDIZINER:
Der therapeutische Aderlass bei Polycythaemia vera und Hämochromatose gehört in die Hände des Hämatologen bzw. Hepatologen, der die Methode bei diesen relativ seltenen Krankheitsbildern im Rahmen eines multimodalen Therapieplans in regelmäßigen Abständen als Maßnahme zum systematischen Entzug von Körpereisen einsetzt.

5. Saugwellenmassage

Unter diesem Begriff werden im folgenden Kapitel mehrere Therapieformen zusammengefasst, denen die Verwendung von Vakuum und zusätzlicher mechanischer Bewegung gemeinsam ist. Die Bewegung kann zunächst in einer einfachen Oszillation der Luftsäule im Schröpfinstrument bestehen, so dass das Vakuum periodisch an- und abschwillt. Durch diese „Pulsation" wird die Haut im schnellen Wechsel angezogen und wieder losgelassen, letzteres gerade soweit, dass die Saugglocke noch an der Haut haftet und nicht abfällt. Zur Wirkung des reinen Vakuums kommt hier die rasch aufeinander folgende Verformung der Hautfalte, was neben dem Pumpeffekt auf die umgebenden Gefäße auch einen beachtlichen Reiz für das Nervensystem mit sich bringt.

Bei der Schröpfmassage oder Saug-(wellen-)massage wird der Schröpfkopf nach dem Ansaugen gleitend über die Haut bewegt. Die sog. Endermologie, eine Anfang der siebziger Jahre in Frankreich entwickelte Methode zur Fettumverteilung am Körper, kombiniert mit dem Vakuum und der Seitwärtsbewegung noch die Scherung der Hautfalte durch eine nach innen laufende, gummierte Walze.

Mit der Seitwärtsbewegung des angesaugten Schröpfkopfes wird zunächst einmal das Gewebe kräftig und tiefgreifend durchmassiert, ähnlich wie bei einer manuellen Ausstreichung oder beim sanften Kneten der klassischen Massage. Dadurch lockern sich Gewebeverklebungen und die Durchblutung wird gewaltig angekurbelt.

Manche Anwender nutzen diese Form der apparativen Saugmassage aber auch zum Entstauen des Gewebes, z. B. bei Lymphödem oder bei Cellulite. Dabei wird der angesaugte Schröpfkopf vom behandelten Gebiet langsam herzwärts bewegt und zieht in der mitwandernden Hautfalte ein gewisses Volumen an gestauter Lymphe zum Herzen hin. Hierbei kommt es darauf an, dass der so geführte Behandlungsstrich in einem Hautbezirk endet, dessen Lymphabflussverhältnisse normal sind. Dort nämlich kann das Gewebewasser problemlos aufgesaugt und über die Lymphgefäße dem Blutkreislauf wieder zugeführt werden. Untersuchungen einer US-Arbeitsgruppe beweisen eine messbare Abnahme des Umfangs behandelter Körperregionen bzw. Gliedmaßen, z. B. an Po oder Oberschenkel.

Für die Saugwellenmassage verwendet man stets ein Gleitmittel, z. B. ein Massageöl oder eine Anticellulitecreme. Die Creme erleichtert dabei nicht nur das Gleiten des Saugkopfes, sondern wird ihrerseits bei diesem Vorgang kräftig in die Haut einmassiert.

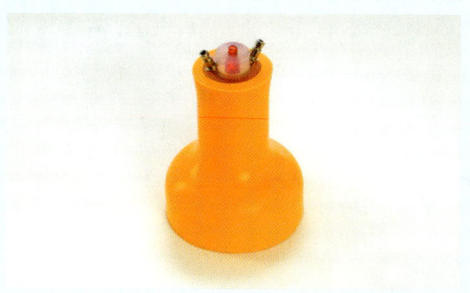

Abb. 7: Moderner Celluliteapplikator mit Fingerventil

Die derzeit effektivsten Saugwellenapplikatoren, z. B. für die Behandlung d. Cellulite, besitzen in der Saugöffnung ein Kreuz, das diese kleeblatt-förmig in vier Kammern unterteilt. Durch die zusätzliche Unterstützung eines Vacuum-Massage-Systems kann die Luft in vorwählbarer Weise abgesaugt werden. Durch diese Kombination gelingt zusätzlich eine maximale Steigerung der z. B. bei der Cellulite schwer gestörten Hautdurchblutung.

Dieses Kreuz hat außerdem noch zwei weitere Vorteile: Es verhindert, dass die Haut zu weit in die Saugöffnung hineingezogen und dabei überdehnt wird, vervielfacht aber gleichzeitig die durchaus erwünschte Scherwirkung auf die Haut, die in Kapitel 3 erläutert wird (s. a. Abb. 18). Durch die Kombination aus Applikator und Vacuum-Massage-System lässt sich die Saugwellenmassage übrigens bequem steuern und fein dosieren, indem der Benutzer die Saugstärke sowie das Pulsationsintervall manuell steuern kann. Im Vacuum-Massage-System befindet sich außerdem eine Zeitschaltuhr, welche das System nach maximal 15 Minuten abschaltet. Damit haben die Konstrukteure auch den unwahrscheinlichen Fall berücksichtigt, dass der Benutzer ohnmächtig wird.

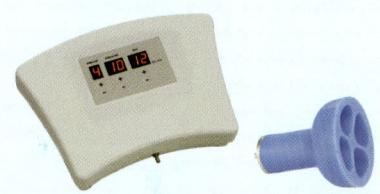

Abb. 8: Modernes Vacuum-Massage-System mit Saugwellenapplikation

Die kleinsten Vertreter dieser Familie haben sich auf das Peeling spezialisiert. Die Kanten des Kreuzes und der Saugöffnung selbst sind bei diesen Zusatzteilen vergleichsweise scharf und tragen beim Darübergleiten die alten und stark verhornten Hautschichten äußerst effektiv ab.

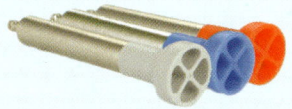

Abb. 9: Weitere Zusatzteile für die Saugwellenmassage

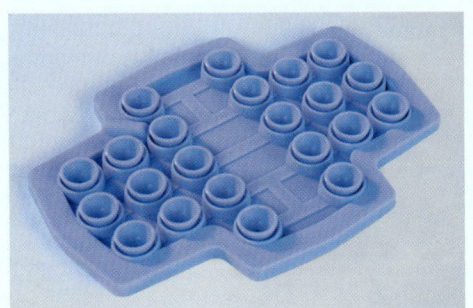

Abb. 10: Sog. Kreuzmatte für die Therapie am Nacken

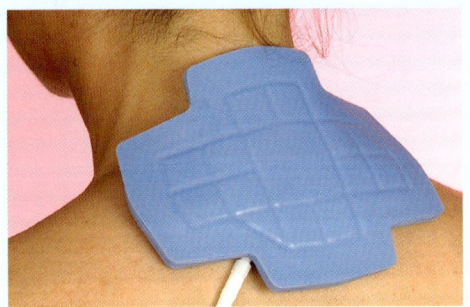

Abb. 11: Kreuzmatte im Einsatz am Nacken

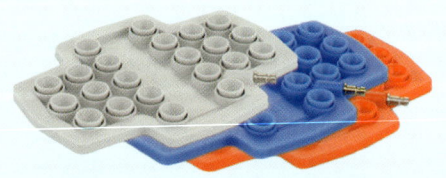

Abb. 12: Unterschiedliche Härtegrade werden durch Farben veranschaulicht.
grau=weich, blau=mittel, rot=hart

6. Flache Saugmatten

Eine Bereicherung des therapeutischen Arsenals bieten seit Neuestem flache Matten mit geometrisch bzw. anatomisch angeordneten Saugnäpfen (s. Abb. 10–14). Diese stehen über feine Kanälchen mit dem Binnenraum der Saugmatte in Verbindung. Wird von dort die Luft, z. B. über eine elektrische Pumpe, abgesaugt, bildet sich unter den Saugnäpfen Vakuum, wenn sie alle gleichzeitig an der Haut anliegen. Die Kombination Pumpe-Saugmatte wird auch als Vacuum-Massage-System bezeichnet.

Die Saugmatten sind aus hochflexiblem, hoch strapazierfähigem und hautsympathischem Silikon gefertigte Präzisionsteile, die sich jeder Körperkontur und -rundung anpassen. Es gibt sie, wie die Schröpfgläser, in verschiedenen Größen und Formen, je nach zu behandelnder Körperregion und angestrebtem Behandlungsergebnis. Außerdem sind die Saugmatten in verschiedenen Härtegraden herstellbar, womit unterschiedlich beschaffenem Bindegewebe sowie unterschiedlich kräftiger Muskulatur Rechnung getragen wird. Unbedingt sollte darauf geachtet werden, dass die Saugapplikationen das Siegel „Biokompatibel" tragen, damit eine negative Einwirkung auf den Organismus ausgeschlossen wird.

Ein Vorteil der Saugmatten ist ihre selbsttätige Arbeitsweise. Haben sie sich am gewünschten Ort festgesaugt, kann der Patient während der Behandlungszeit etwas anderes tun, z. B. lesen, bügeln oder schreiben. Das ist ein Vorteil gegenüber den Schröpfgläsern, die man nicht unter der Kleidung tragen kann und die leider sehr oft abfallen und dabei zu Bruch gehen. Das empfiehlt die flexiblen Saugmatten für die Selbstanwendung, natürlich unter Beachtung aller in diesem Buch genannten Vorsichtsmaßnahmen und Einsatzregeln.

Ein wesentlicher Pluspunkt für die flexiblen Saugmatten sehen wir in ihrer sehr schonenden Wirkung auf das Gewebe. Die einzelnen Saugnäpfe sind deutlich kleiner als herkömmliche Schröpfgläser und saugen die Haut dementsprechend weniger tief ein (s. Abb. 18).

Dafür können mehrere Dutzend dieser kleinen Schröpfköpfe gleichzeitig in Aktion treten und so eine sehr großflächige Wirkung entfalten. Der Reiz des einzelnen Saugnapfes ist oberflächlicher als bei einem großen Schröpfglas, damit auch weit weniger schmerzhaft. Die geringere Tiefenwirkung des einzelnen Napfes wird jedoch durch ihre große Zahl und die dadurch behandelte Fläche mehr als wettgemacht.

Eine besondere Spezialität sind die im Doppelpack wirkenden Klein-Saugmatten. Abwechselnd oder gleichzeitig werden sie über zwei Schläuche im raschen Wechsel mit Vakuum angesteuert und wirken wie ein TENS-Gerät (TENS = Transkutane Elektrische Nervenstimulation) mit seinen beiden Elektroden, aber völlig ohne Strom. Die Ansatzorte der beiden kleinen Matten sind dabei völlig identisch mit denen des TENS-Gerätes.

Von diesen kleinen, aber hoch effizienten Muntermachern für Muskulatur und Bindegewebe profitieren vor allem Sportler (s. a. Kap. 4.2.), aber auch Menschen, die aus gesundheitlichen Gründen nicht mit Strom behandelt werden dürfen. Denken Sie nur an Schrittmacherpatienten oder solche mit Metallimplantaten. Manche Mitmenschen haben begreiflicherweise auch eine Aversion gegen die „Stromschläge" des TENS-Prinzips und sind deshalb für eine Nerven schonendere Alternative durchaus dankbar.

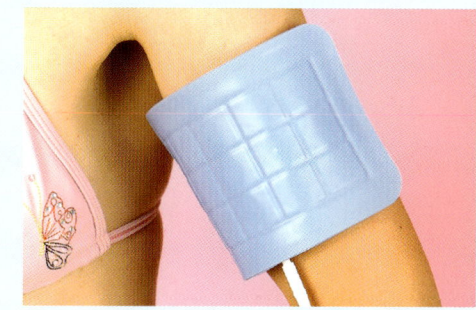

Abb. 13: Mittlere Saugmatte am Oberarm

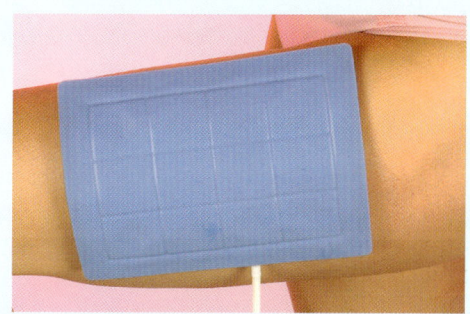

Abb. 14: Große Saugmatte am Oberschenkel

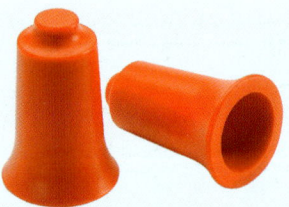

Abb. 15: Applikator aus biokompatiblem Silikon

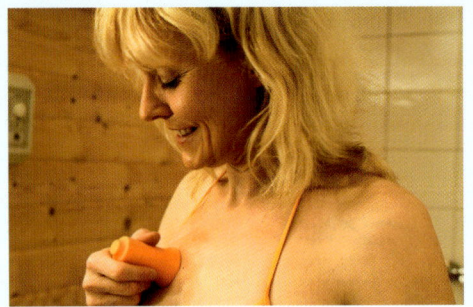

*Abb. 16: Im Bereich des Dekoletees wird die weib-
liche Brust durch den Zug gestrafft und
Lymphe über die Lymphknoten in der
Halsregion abtransportiert*

*Abb. 17:
Biokompatible
Stoffe haben
keinerlei negati-
ven Einfluss auf
den Organismus*

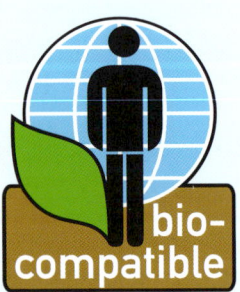

7. Saugglocken aus Silikon

Eine neue Form des trockenen Schröpfens ermöglichen Saugglocken aus Silikon. Diese werden zusammengedrückt, so dass ein Teil der Luft im Inneren entweicht, auf die Haut aufgesetzt und losgelassen. Dadurch entsteht ein Unterdruck, genau wie beim traditionellen Schröpfen mit Gläsern. Die Silikonschröpfköpfe haben allerdings den Vorteil, dass sie unzerbrechlich sind und damit eine gleichzeitige Aktivität, z. B. Büroarbeit erlauben.

Auch bei häufigem Gebrauch werden Silikonsaugglocken weniger schnell unansehnlich als ihr gläsernes Pendant. Reinigen lassen sie sich sogar in der Spülmaschine. Sie sind zudem handlich, einfach zu transportieren und sofort einsatzbereit, da das Erhitzen der Luft im Glas entfällt. Ebenso sind die Saugglocken aus Silikon in verschiedenen Härtegraden produzierbar, die unterschiedlich starke Scherkräfte auf die Haut wirken lassen. Auch mit Silikonsaugglocken lässt sich eine Saugwellenmassage durchführen (siehe 5.). Vor allem werden ansprechende kosmetische Resultate erzielt, zum Beispiel durch die verbesserte Aufnahme eines Präparates in eine stärker durchblutete Haut, oder ein hautbildklärendes Peeling durch die Innenkante des Schröpfkopfes.

Insbesondere für nicht-professionelle Anwender sind Saugglocken aus Silikon, zum Beispiel BellaBambi®, ein unkomplizierter und günstiger Einstieg in die Vacuum-Massage. Neben den Effekten des Schröpfens und der Saugwellenmassage wird von vielen Anwendern auch der Gebrauch als Handschmeichler betont. Bei direktem Hautkontakt ist sowohl bei medizinischer als auch bei kosmetischer Anwendung besondere Vorsicht geboten. Deshalb sollten nur als „biokompatibel" ausgewiesene Applikationen verwendet werden. Als biokompatibel werden Materialien bezeichnet, die nicht negativ auf ein Lebewesen einwirken. Es ist ein Standard, der unter anderem von Implantaten gefordert wird.

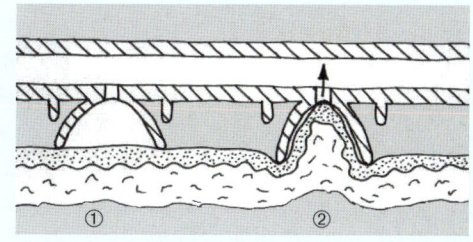

Abb. 18: Wirkung der Schröpfmatte auf die Haut
– schematisches Schnittbild –
① nicht angesaugt, ② angesaugt

8. Allgemeine Tipps für das Schröpfen

Generelle Hinweise für den Schröpfvorgang:

1. Vermeiden Sie es bitte, direkt an Knochenvorsprüngen oder über der Wirbelsäule zu schröpfen, da dies zu Knochenhautreizungen führen kann.

2. Die Erfahrung lehrt, dass es bei zierlichen Patienten an den behandelten Stellen zu vermehrten Schmerzen kommen kann. In diesem Fall vorsichtiger dosieren (s. Tab. 1)!

3. Leichte Schmerzen während der Schröpfbehandlung sind allerdings normal. Eine Schmerzreaktion beim Schröpfen kann ein wertvoller diagnostischer Hinweis auf versteckte Krankheitsherde sein.

4. An der Schröpfstelle können sich kleine Bläschen bilden. Stechen Sie diese bitte nicht auf, sondern decken Sie sie lediglich mit einem Schnellverband für ein paar Tage ab. Die Bläschen trocknen ein und lösen sich dann folgenlos von der Hautoberfläche.

5. Je nach Dosierung (s. Tab. 1) bildet sich beim Schröpfen ein Bluterguss. Dieser ist in ungestörten Hautbereichen („Segmenten") deutlich geringer als in Segmenten, deren Beschaffenheit durch eine Störzone verändert ist – auch dies ein wichtiger diagnostischer Hinweis!

FÜR DEN MEDIZINER:
Bei entsprechender Indikation können Sie unter genauer Beobachtung des Patienten mit geeigneten Schröpfinstrumenten kleineren Durchmessers auch direkt über dem Knochen behandeln. Die therapeutische Breite der Methode ist hier naturgemäß geringer, da die ansonsten vorhandene Verschiebeschicht zwischen Haut und Knochen fehlt.

6. Schon nach wenigen Minuten bilden sich beim Schröpfen rote Flecken. Wenn der Schröpfvorgang nicht zu lange gedauert hat, bilden sich diese Flecken schon nach einigen Stunden völlig zurück. Bei stärkerer Dosierung (längere Behandlungszeit, stärkeres Vakuum) kann es auch einige Tage dauern, bis die Flecken nicht mehr zu sehen sind.

Bei echten „blauen Flecken", gleichbedeutend mit Blutergüssen/Hämatomen, sollten Sie erst dann wieder mit dem Schröpfen fortfahren, wenn sie sich vollständig zurückgebildet haben. Übrigens sind diese Blutergüsse keineswegs gefährlich, sondern Teil der Therapie. Der Blutaustritt erfolgt ja nicht durch die Zerreißung der kleinen Gefäße, sondern, sehr schonend, durch den stetigen Sog des Schröpfens.

Tab. 1:
Reaktionen der Hauttypen auf das Schröpfen

	Druckstelle	**Rötung**	**Bluterguss**	**Blutaustritt**
Empfindliche Haut	nach ca. 1-2 Min.	nach ca. 2-3 Min.	nach ca. 5 Min.	nach ca. 10 Min.
Normale Haut	nach ca. 2 Min.	nach ca. 4 Min.	nach ca. 7 Min.	nach ca. 14 Min.
Rückenschmerzen	nach ca. 3 Min.	nach ca. 6 Min.	nach ca. 9 Min.	nach ca. 20 Min.

7. Noch ein wichtiger Tipp: Wenn das Schröpfinstrument immer wieder abfällt, sollten Sie den zu behandelnden Hautbereich zunächst mittels Saugwellenmassage, d. h. seitwärts bewegten Schröpfköpfen, behandeln, um das verhärtete Gewebe zu lockern.

8. Allgemeine Nebenwirkungen des Schröpfens: Die Schröpfmassage bedeutet einen starken Reiz für das Nervensystem, der aber eher den „Ruhenerv" Vagus (Parasympathikus) tangiert als das „Alarmsystem" Sympathikus.

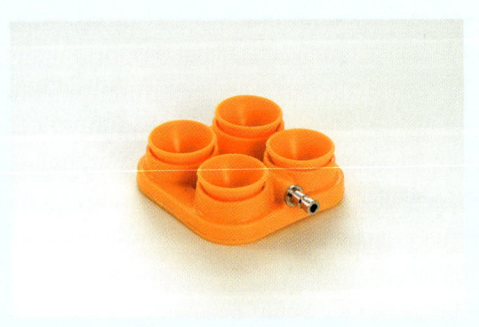

Abb. 19: Kleine Saugmatte

Durch das Überwiegen des sog. „Vagotonus" kann es zu Übelkeit, Schwindelgefühl, Harndrang und Schläfrigkeit kommen. Dies vor allem dann, wenn der Körper durch eine Krankheit geschwächt ist.

Reaktionen der in Tabelle 1 beschriebenen Art sollten deshalb Anlass sein, nach einem Krankheitsherd zu fahnden, sofern die Ursache dafür nicht offen vor Augen liegt. Man begegnet den Nebenwirkungen durch einschleichende Dosierung zu Beginn der Schröpfmassage sowie Reduzierung der Dosis während des Schröpfens, evtl. auch durch eine längere Schröpfpause bis zur nächsten Behandlung.

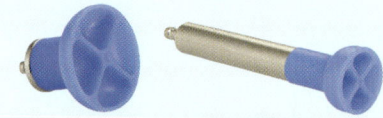

Abb. 20: Kleine Schröpfapplikatoren

Vor dem Schröpfvorgang:

1. Bewährt hat sich eine durchblutungsfördernde Maßnahme, z. B. in Form von Saugwellenmassage oder feuchter Wärme, um die Haut für die nachfolgende Schröpftherapie weich und schmiegsam zu machen.

2. Bei starker Behaarung ist es am einfachsten, die zu therapierenden Stellen zu rasieren. Wo dies nicht gewünscht wird, mag vermehrtes Auftragen von Gleitmittel zur besseren Haftung der Schröpfinstrumente beitragen. Auch die Verwendung eines stärkeren Vakuums, z. B. einer kräftigen Saugpumpe, kann zum Erfolg führen.

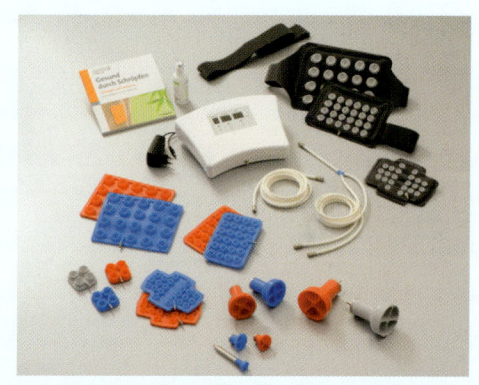

Abb. 21: Vacuum-Massage-System

3. Vor allem vor der Saugwellenmassage sollten Sie stets ein Gleitmittel auftragen, z. B. ein Massageöl. Das gilt in besonderem Maße für empfindliche Haut und die Haut älterer Menschen. Das Gleitmittel vermindert die Belastung der Haut durch seitliche Scherung und reduziert auch die Kraftanstrengung des Therapeuten!

FÜR DEN MEDIZINER:

Nehmen Sie sich bitte die Zeit und zeigen Sie Ihrem Patienten genau, wie er sich zuhause mit der Schröpfmethode weiter behandeln soll. Überzeugen Sie sich, dass er die richtigen Schröpforte wählt und Schröpfzeiten einhält. Warnen Sie ihn bitte vor Übertreibungen, die den Therapieerfolg infrage stellen und die Methode unverdient in Misskredit bringen können. Dosieren Sie auch diese Maßnahme einschleichend und zeichnen Sie Ihrem Patienten am besten eine kleine Tabelle mit ansteigender Dosierung, an welchem Tag er wo und wie lange schröpfen soll.

Dosierung:

1. Jede Vakuummassage und jeder Schröpfvorgang sollte einschleichend dosiert werden, d. h., man beginnt immer mit dem schwächeren Vakuum, der kürzeren Behandlungsdauer und an weniger empfindlichen Körperstellen.

2. Vor jeder Schröpftherapie testen wir den Hauttyp des Patienten, indem wir das Schröpfinstrument für ganz kurze Zeit anlegen, um dann dessen Auswirkung auf die Haut abzulesen (s. a. Tab. 1).
   Danach richten wir die individuelle Dosierungsempfehlung für den jeweiligen Patienten. Tritt nach weniger als einer Minute bereits eine deutliche Rötung auf, verwenden wir von vorneweg eine geringere Dosierung, oder einen weicheren Applikator, als für den durchschnittlichen Patienten empfohlen. (s. Tab. 2).
   Allgemein gilt: Bei sehr zierlichen Patienten und bei blonden/blauäugigen Menschen ist es ratsam, niedriger zu dosieren als bei Patienten des dunklen Typs und mit athletischem Körperbau.

3. Beim älteren und geschwächten Patienten sollten Sie gleichfalls niedriger einsteigen, bzw. einen weicheren Applikator wählen, und den Abstand zwischen den einzelnen Schröpfbehandlungen vergrößern, damit der Körper den Reiz in der Zwischenzeit besser verarbeiten kann. Als Faustregel haben sich drei Behandlungen pro Woche als günstig herausgestellt.

4. Beim Normalpatienten ist tägliches Schröpfen möglich, dann aber bitte immer wieder an anderen Hautbezirken und nie dort, wo noch Rötungen oder ein Bluterguss sichtbar sind.

Druckstelle	Rötung	Bluterguss	Blutaustritt	Bemerkungen	
Kopfschmerzen	•	●	•	n. s.	An Nacken und Schläfen behandeln!
Nackenschmerzen	•	●	●	n. s.	
Schulter-Arm-Schmerzen	•	●	●	n. s.	
Rückenschmerzen	○	•	●	•	
Gelenkprobleme	○	•	●	•	
Muskelverspannungen	•	●	●	•	
Durchblutungsstörungen	•	●	●	n. s.	
Wundheilungsstörungen	○	•	●	●	Direkt über der Wunde mit großer Glocke!
Narben	○	•	●	●	Wie bei Wundheilungs- störungen!
Allgemeine Reiztherapie	○	•	●	●	
Bronchialerkrankungen	•	●	●	●	Am Rücken über den Lungen!
Verdauungsprobleme	•	●	●	●	An der Bauchdecke!
Hoher Blutdruck	○	•	●	●	
Cellulite	●	●	n. s.	n. s.	Zum Herzen hin ziehen!
Akne	●	●	n. s.	n. s.	Über den Komedonen kleine Glocke ansetzen!

Erklärung:

○ = keine Wirkung

• = mäßige Wirkung

● = gute Wirkung

● = ausgeprägte Wirkung

n. s. = nicht sinnvoll

Tab. 2: Dosierung der Schröpfbehandlung bei häufigen Gesundheitsproblemen

5. Bevor man die Verträglichkeit der Schröpftherapie beim einzelnen Patienten kennt, gilt eine maximale Behandlungszeit von 10 Minuten (empfindliche Menschen) bis 15 Minuten (kräftigere Menschen), drei- bis viermal pro Woche.

Bei Kindern sollten Sie sich mit 5-10 Minuten, ebenfalls drei- bis viermal pro Woche, begnügen.

Die in Kapitel 2 beschriebenen flachen, weichen Saugmatten können im Einzelfall länger am Körper verbleiben, aber auch das muss vorher behutsam ausgetestet werden!

6. An empfindlichen Hautpartien wie Gesicht, Hals, weibliche Brust, Leiste bitte sehr vorsichtig behandeln. Machen Sie auch hier den oben empfohlenen Vortest! Wenn Sie sich nicht sicher sind, fragen Sie Ihren Arzt oder Therapeuten.

Beim Schröpfen im Gesicht ist darauf zu achten, dass sich möglichst keine Blasen bilden sollen. Gerade hier ist die Verwendung eines Gleitöles o. Ä. wichtig.

7. Sollte die Haut sich bläulich verfärben, brechen Sie den Schröpfvorgang umgehend ab. Das ist nämlich ein Hinweis auf eine schlechte Durchblutung dieses Hautbezirkes, der dann nicht durch zusätzliche Reize belastet werden darf!

8. Für das blutige Schröpfen, das ja deutlich eingreifender ist als das trockene Schröpfen, gelten Behandlungsabstände von 4–8 Wochen, je nach von Ihnen beobachteter Verträglichkeit.

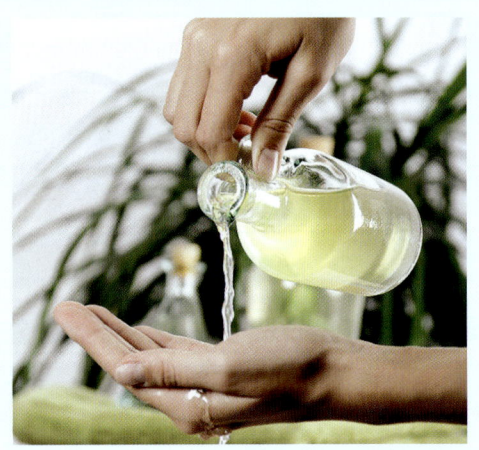

Abb. 22: Massageöl

9. Eine Besserung von Beschwerden tritt in der Regel nach der vierten Behandlung (Schwankungsbreite von der zweiten bis zur achten Behandlung) ein. Es lohnt sich also, Geduld zu haben und die Therapie nicht zu früh wegen vermeintlicher Wirkungslosigkeit zu beenden.

Nach dem Schröpfen:

1. Das Ablösen des Schröpfinstrumentes gelingt durch Niederdrücken der Haut und gleichzeitiges Verkippen des Instrumentes mit der anderen Hand. Dann kann Luft unter das Schröpfglas strömen. Bei den weichen Saugmatten genügt es, wenn Sie diese an einer Ecke vorsichtig hochziehen. Wenn einer der Saugnäpfe sein Vakuum verliert, ist es auch bei allen anderen gelöscht.

2. Wenn Sie nach dem Schröpfen die behandelten Hautbezirke kurz durchmassieren, können Sie den Eintritt der Heilwirkung beschleunigen.

3. Vor allem nach höher dosierten Schröpfanwendungen sollte sich der Patient für einige Minuten hinlegen und ruhen.

4. Wenn Sie ernstere Krankheiten mit Schröpftherapie behandeln, müssen Sie auf den Energiehaushalt des Körpers achten. Diesen gleichen Sie am besten dadurch aus, dass Sie den Patienten nach der Behandlung ein bis zwei Tage ins Bett schicken. Auch diese Maßnahme dient dazu, dem Körper Gelegenheit zu geben, den heilenden mechanischen Reiz optimal zu verarbeiten.

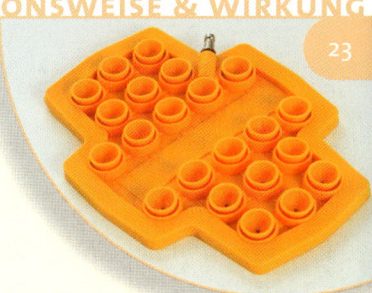

3. Funktionsweise und Wirkung des Schröpfens

Wer wissen möchte, warum das Schröpfverfahren Heilwirkungen am Körper entfaltet, sollte sich zunächst mit dem gemeinsamen Wirkprinzip aller Naturheilweisen vertraut machen. Die natürlichen Wirkfaktoren speziell der physikalischen Therapie – z. B. Wärme, Bewegungsreize, Massagegriffe – heilen nicht für sich genommen, sie brauchen die Mithilfe des Körpers selbst.

Nehmen wir das Beispiel einer Infrarot-Wärmebestrahlung. Die bestrahlte Haut heizt sich zunächst passiv auf. Das empfindet der Körper als Störung seines Gleichgewichts und trifft sofort seine Gegenmaßnahmen:

Durch Vermittlung von Gewebehormonen (s. Abb. 25) und nervalen Reflexen werden die Blutkapillaren im betroffenen Gebiet weitgestellt. Dadurch wird die ursprüngliche Durchblutung vervielfacht. Ziel des Körpers ist dabei, den bestrahlten Hautbezirk durch den kühlenden Blutfluss vor zu starker Aufheizung und Verbrennungen zu bewahren. Damit hat der Therapeut sein Ziel erreicht. Die massiv gesteigerte Durchblutung wirkt unmittelbar als Heilfaktor, also erst die Reaktion auf den Reiz „Infrarotbestrahlung" und nicht diese selbst.

Wer dieses Prinzip, vom schweizerischen Internisten K. v. Neergaard als Reaktionstherapie bezeichnet, verstanden hat, kann damit die Wirkweise praktisch aller naturgemäßen Heilverfahren erklären.

Wenden wir das beschriebene Prinzip auf die Schröpftherapie an, entdecken wir eine ganze Reihe von Teilwirkungen, die in der Kombination ihre Heilerfolge ohne Weiteres erklären können. Sie sollen in diesem Kapitel erläutert werden.

FÜR DEN MEDIZINER:
Damit unterscheiden sich alle Naturheilmethoden, auch die Schröpftherapie, deutlich vom Ansatz der Schulmedizin, die dem Körper das zuführt oder wegnimmt, von dem sie glaubt, dass es ihm fehlt bzw. zu viel ist. Jede Reiztherapie setzt aber eine noch ausreichende Reaktionsfähigkeit des Körpers voraus, anders ausgedrückt, einen Vorrat an Lebensenergie, die er zur Selbstheilung rekrutieren kann. Bei Zuständen völliger Entkräftung sollten vor der Schröpfmethode deshalb zunächst schonendere Therapieverfahren zur Anwendung kommen, die dem Körper ein Wiederauffüllen seiner Energievorräte ermöglichen.

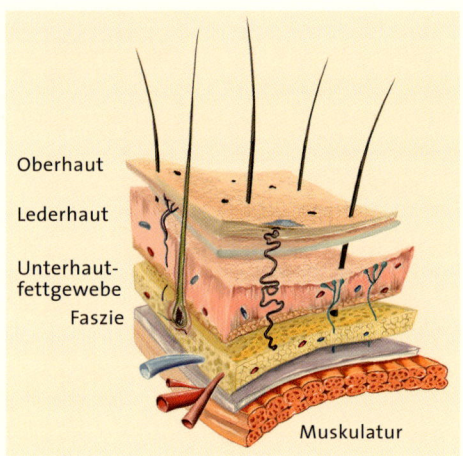

Oberhaut

Lederhaut

Unterhaut-
fettgewebe

Faszie

Muskulatur

Abb. 23: Dreidimensionales Schnittbild
vom Aufbau der Haut

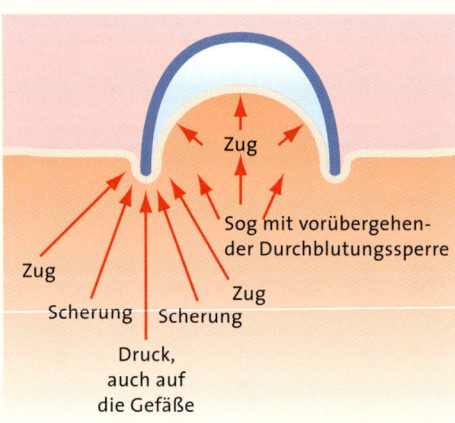

Zug

Sog mit vorübergehen-
der Durchblutungssperre

Zug

Zug

Scherung   Scherung

Druck,
auch auf
die Gefäße

Abb. 24: Schröpfvorgang: Mechanische Wirkungen
auf die Haut – schematisch dargestellt

1. Hautverformung und -scherung

Abbildung 23 zeigt ein dreidimensionales Schnittbild vom Aufbau der menschlichen Haut. Die strapazierfähige Oberhaut ist über eine stabile, aber äußerst elastische und belastbare Verbindung an die Lederhaut angeschlossen.

Hier verlaufen die Blutgefäße und Nerven, hier wurzeln auch die Haare. Nach unten schließt sich das Unterhautfettgewebe an, eine mechanische Verschiebeschicht und Isolationsschicht zur Bewahrung der Körperwärme. Getrennt durch die sog. Muskelfaszie, eine Haut, die die Muskeln umgibt, sitzt das Fettgewebe der Muskulatur auf.

Wenn sich der Schröpfkopf an der Haut festsaugt, verformt sich die Haut in charakteristischer Weise, wie in Abbildung 24 dargestellt:
Eine Hautfalte wird in das Innere des Schröpfkopfes hineingesaugt und wölbt sich dementsprechend vor. In der Haut entsteht ein mechanischer Zug. Dabei drücken sich die Ränder des Schröpfkopfes tief in die Haut hinein. Der Rand übt einen vertikalen Druck auf die Haut aus, der sich auch auf das Gefäßgeflecht auswirkt und die Durchblutung beeinträchtigt bzw. unterbindet. Seitlich dieser Druckzone wird die Haut sowohl innerhalb als auch außerhalb des Schröpfkopfes durch Scherung verformt. Noch weiter seitlich herrscht der beschriebene Zug.

Innerhalb der Hautfalte unter dem Schröpfkopf hat sich durch das Vakuum ein Sog ausgebildet, der zu weiteren Reaktionen führt. Sie sind im Folgenden beschrieben. Zug und Scherung der Hautoberfläche rufen das Nervensystem auf den Plan. Vater-Pacini-Lamellenkörperchen, Meissner'sche Tastkörperchen und vor allem die freien Nervenendigungen in der Lederhaut reagieren auf die Verformung und melden diese Empfindung ans Zentrale Nervensystem.

2. Ausschüttung von Gewebshormonen

Die gerade beschriebene Hautscherung wird auch von den zahlreichen Mastzellen registriert, die in der Haut stationiert sind. Sie gehören zu den weißen Blutkörperchen und enthalten den Botenstoff Histamin in mikroskopisch erkennbaren Körnchen des Zellinneren. Bei einem solchen Reiz setzen die Mastzellen ihren Inhaltsstoff aus den Körnchen frei. Histamin (s. Abb. 25) ist chemisch ein Abkömmling der Aminosäure Histidin, einem Eiweißbaustoff.

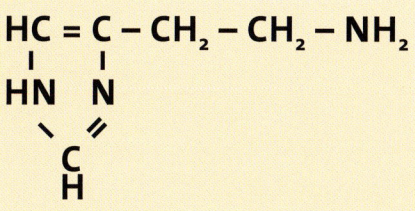

Abb. 25: Histamin (Strukturformel)

Histamin erweitert die Blutgefäße und macht sie durchlässiger für Wasser und bestimmte Eiweiße. Außerdem reizt es die Hautnerven und führt zu Juckreiz, ähnlich wie bei einer Berührung mit Brennnesseln. Es gibt noch weitere Hauthormone, aber die Wirkung des Histamins hat mit Abstand die größte Bedeutung. Die Kenntnis der Histaminwirkung an der Haut ist für das Verständnis der Schröpfwirkung – und einen Teil seiner Nebenwirkungen – unverzichtbar.

3. Gewebeunterdruck durch das Vakuum – passive Hyperämie

Das Schröpfen übt einen Sog auf die Haut aus, der – je nach verwendeter Methode – bis minus 0,9 bar erreichen kann. Dieser Sog setzt sich bis in tiefere Hautschichten fort und saugt von allen Seiten venöses Blut und Lymphe Richtung Schröpfkopf. In Abbildung 26 ist dieser Vorgang illustriert:

FÜR DEN MEDIZINER:
Der Anstieg des Histaminspiegels in der Haut durch Degranulierung der Mastzellen ist nur eine der mannigfaltigen Reaktionen des Hautgewebes auf den mechanischen Reiz des Schröpfens, erklärt aber viele der lokal zu beobachtenden Reaktionen. Bei Krankheitsbildern mit pathologisch erhöhter Histaminausschüttung wie, z. B. den verschiedenen Formen der Urticaria, ist die Schröpftherapie selbstverständlich kontraindiziert.

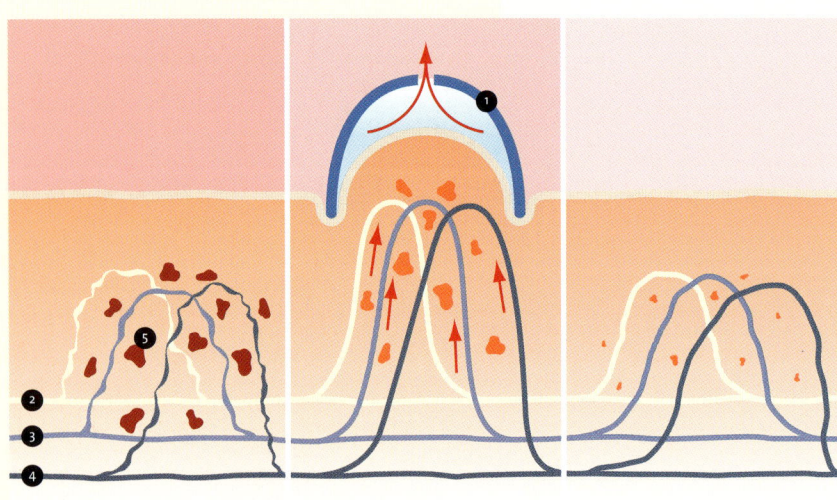

VORHER	WÄHREND	NACHHER
❶ Saugglocke	❶ Saugglocke	❶ Saugglocke
❷ Lymphgefäß: verklebt	❷ Lymphgefäß: entfaltet	❷ Lymphgefäß: erweitert
❸ Arterie: enggestellt	❸ Arterie: abgedrückt	❸ Arterie: reflektorisch erweitert
❹ Vene: verklebt, gestaut	❹ Vene: entfaltet	❹ Vene: passiv erweitert
❺ Schlacken	❺ Schlacken: aufgelöst	❺ Schlacken: vermindert

Abb. 26: Wirkung des Schröpfens auf die Hautdurchblutung

Schematisch sind hier drei Gefäßschlingen, nämlich Lymphgefäß, Arterie und Vene, dargestellt, jeweils vor, während und nach der Schröpfbehandlung.

Vor dem Schröpfen (links) ist das Lymphgefäß teilweise sehr eng und verklebt, ebenso die Vene, die auch gestautes Blut enthält. Die Arterie ist eng gestellt, gewissermaßen auf „Spardurchblutung". Zwischen den Gefäßschlingen haben sich Schlackenstoffe abgelagert. Unter der Saugglocke/dem Schröpfkopf (Mitte) wird die Hautfalte nach oben gezogen und mit ihr die drei Gefäßschlingen. Das Lymphgefäß entfaltet sich, wird durchlässiger und gibt Gewebewasser in den Zwischenzellraum ab. Das tut zu einem gewissen Grad auch die Vene, die nun gut entfaltet und blutreich erscheint. Die Arterie ist, je nach Stärke des Vakuums, durch den Schröpfkopfrand vorübergehend abgedrückt. Das vermehrte Gewebewasser löst und mobilisiert die Stoffwechselschlacken in der Umgebung.

Nach Ende der Schröpfbehandlung (rechts) haben wir ein erweitertes, gut funktionierendes Lymphgefäß, das sein Gewebewasser wieder aufgenommen hat, diesmal mit einem Teil der angelösten Schlacken. Auch die Vene ist nun gut gefüllt, aber nicht mehr gestaut wie unter der Saugglocke. Auch sie macht sich beim Abtransport von Gewebewasser nützlich. Die Arterie, die einige Minuten abgedrückt war, erweitert sich durch den Einfluss von Histamin (s. Abb. 25) und das „Anspringen" der nervalen Reflexbögen (s. Abb. 27).

4. Reaktive Hyperämie

Unter der Schröpfglocke kam die Blutfülle ohne Zutun des Körpers, also passiv, durch den Sog zustande, deshalb spricht man von einer passiven Hyperämie (griech. „hyper" = über, griech. „haema" = Blut).

Die Blutfülle nach Ende des Schröpfens ist hingegen aktiv vom Körper herbeigeführt und heißt deshalb reaktive Hyperämie, d. h. Durchblutungssteigerung als Reaktion auf die physikalische Maßnahme. Die reaktive Hyperämie bleibt einige Minuten erhalten und ist wesentlich für die therapeutischen Wirkungen des Schröpfens verantwortlich. Beim blutigen Schröpfen fördert sie durch den Spüleffekt die erwünschte Ausscheidung von Schlackenstoffen.

5. Reflektorische Schmerzhemmung

Zu Beginn dieses Kapitels haben Sie die mechanischen Faktoren kennengelernt, die die Schmerzempfindung und Nervenleitung beeinflussen wie Druck, Zug, Scherung oder Sog. Der Körper schlägt Alarm: „Irgend etwas hat sich an mir festgesaugt!" Das muss an die Zentrale gemeldet werden und entsprechende Reaktionen zur Folge haben. Der Alarm löst eine Kette von reflektorischen Aktionen aus, die in Abbildung 27 stark vereinfacht dargestellt sind.

FÜR DEN MEDIZINER:
Die grundlegenden Originalarbeiten von Melzack et al. (s. Literaturverzeichnis) aus den frühen sechziger Jahren des vergangenen Jahrhunderts haben entscheidend zum Verständnis der Physiologie der Schmerzverarbeitung beigetragen, auch wenn manche Experten heute die damaligen Aussagen wieder relativieren.
Immerhin bieten sie die Möglichkeit, sowohl die analgetische Immediatwirkung wie auch die langanhaltende schmerzstillende Wirkung des Schröpfens elegant zu erklären.

Wie in Abbildung 26 werden auch hier Zustand und Reaktionen der Haut sowie der darunterliegenden Strukturen vor (= links), während (= Mitte) und nach (= rechts) dem Schröpfvorgang schematisch beschrieben.

Links also der Zustand vor Behandlung: Vom Zentralen Nervensystem kommt über das Rückenmark (z. B. wegen ungelöster seelischer Konflikte) der Befehl an den Muskel sich anzuspannen. Der Muskel wirkt verkrampft. Die zugehörige Hautzone sendet ihre normale Meldung, ebenfalls via Rückenmark, ans Gehirn.

Abb. 27: Reflektorische Muskelentkrampfung

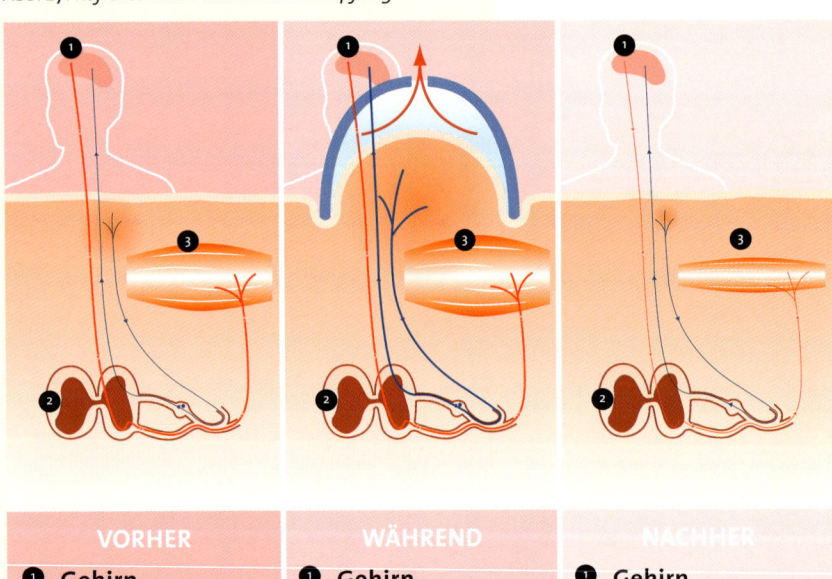

VORHER	WÄHREND	NACHHER
❶ Gehirn	❶ Gehirn	❶ Gehirn
❷ Rückenmark	❷ Rückenmark	❷ Rückenmark
❸ Muskel: schmerzhaft verkrampft	❸ Muskel: verkrampft durch Gegenreizung	❸ Muskel: Entspannung, Schmerzdämpfung

In der Mitte, mit angesaugter Schröpfglocke, meldet die Haut einen starken Zug- und Dehnungsreiz ans Gehirn. Da der behandelte Hautbezirk dem Muskel als Reflexzone zugeordnet ist, kommt die Erregung dort an, wo der Verkrampfungsbefehl für den Muskel seinen Ursprung nimmt. Durch den starken Reizeinstrom wird – vereinfacht ausgedrückt – der schädliche Befehl zunächst überreizt und dann neutralisiert. Diesen Vorgang sehen Sie im rechten Teil des Bildes: Der Saugvorgang des Schröpfens ist beendet, die Aktivität der Hautreflexzone ist auf ein normales Maß zurückgekehrt, der „Befehl von oben" ist nun deutlich schwächer und der Muskel hat sich entspannt. Er kann nun nach langer Zeit wieder richtig durchblutet werden und tut nach einiger Zeit auch kaum noch weh.

Das hört sich alles recht theoretisch an, ist aber in Wirklichkeit noch weit komplizierter. Das Prinzip nennt sich „Gegenreizung" oder „Counter Irritation", entdeckt von den amerikanischen Forschern Melzack und Wall. Sie haben Anfang der sechziger Jahre ihre „Gate Control Theory" entwickelt, wonach eine Schmerzempfindung durch einen zweiten Reiz abgeschwächt und sogar ganz aufgehoben werden kann.

Wir alle nutzen dieses Prinzip z. B. dann, wenn wir uns das Schienbein anschlagen: Wir beginnen die schmerzende Stelle zu reiben und den Schmerz damit zu „verteilen"! Genauso wirkt der Reiz des Schröpfens – eine natürliche, aber äußerst wirkungsvolle Waffe gegen Schmerzzustände ganz ohne Medikamente. Für unsere schmerzgeplagten Mitmenschen ist dies ohne Zweifel die wichtigste Teilwirkung der Schröpftherapie.

6. Austritt von Lymphe/Blut ins Gewebe
In Abbildung 26 ist dargestellt, wie aus Lymphgefäß und Vene wärend des Schröpfvorgangs Lymphe ins umgebende Gewebe austritt.

Lymphe besteht aus Wasser, Mineralsalzen und Eiweißen. Wasser und Salze besitzen sehr kleine Moleküle und können leicht zwischen den Wandzellen der Blut- und Lymphkapillaren hindurch austreten, auch bei kleinen Eiweißmolekülen funktioniert dies noch. Hält der Sog über mehrere Minuten an, treten auch größere Eiweiße und schließlich sogar die Blutzellen selbst ins umgebende Zwischenzellgewebe aus (s. a. Tab. 1 und 2). Wann die dünnflüssige Lymphe, die größeren Eiweißmoleküle und schließlich Blutkörperchen, Blutplättchen & Co. aus ihrem Gefäßbett austreten, ist von verschiedenen Faktoren abhängig.

Zunächst spielt die Beschaffenheit der Haut eine große Rolle. Bei zarter, empfindlicher Haut wirkt der Sog natürlich viel stärker und die Verformung ist ausgeprägter, deshalb bekommen wir rasch nach Beginn des Schröpfens einen Austritt von Lymphe und schließlich Blut. Saugstärke und Behandlungszeit spielen ebenfalls eine wichtige Rolle. Am interessantesten ist aber die Beobachtung, dass in erkrankten Hautbereichen oder in Reflexzonen, deren zugehörige innere Organe erkrankt sind, sich viel schneller als erwartet ein Flüssigkeitsaustritt, ein sog. Extravasat (lat. „extra" = außerhalb, lat. „vas" = Gefäß), bildet.

Der genaue Beobachter – sei es nun der Therapeut oder der Anwender selbst – kann daraus diagnostische Hinweise auf das Vorliegen einer inneren Erkrankung ableiten.

Der Sog des Schröpfens zieht nicht nur die Flüssigkeit in Lymph- und Blutgefäßen zu sich heran, sondern auch die Lymphe außerhalb der Gefäße, die sog. Zwischenzellflüssigkeit. Wird nun der Schröpfkopf wie bei der Saugwellenmassage (s. Kap. 2) langsam seitwärts bewegt, zieht er eine Ansammlung dieser Flüssigkeit mit sich in benachbarte Hautregionen. Dieses Prinzip nutzt z. B. die Endermologie zur Entstauung von oedematösen Hautbezirken, z. B. bei der altbekannten Cellulite.

7. Anziehende Wirkung auf Abwehrzellen

Blut gehört in die Gefäße, denn nur beim ständigen Zirkulieren kann es seine Transportaufgaben erfüllen. Sind durch den Schröpfvorgang Blutbestandteile ins umgebende Gewebe ausgetreten, werden sie vom Körper als fremd erkannt und auch so behandelt. Wie z. B. auch nach Verletzungen, muss nun „aufgeräumt" werden: Die zerfallenen Blutkörperchen setzen Stoffe frei, die Fress- und Abwehrzellen anlocken. Diese sammeln sich im betroffenen eingebluteten Bereich, nehmen die Blutbestandteile in sich auf und verdauen sie an Ort und Stelle.

Die Reaktion des Abwehr- oder Immunsystems beschränkt sich aber nicht auf die Vorgänge vor Ort, sondern spielt sich im ganzen Körper ab. Die Alarmbereitschaft aller Teilbereiche des Immunsystems wird gesteigert, ein Vorgang, den der Therapeut mit dem Schröpfen absichtlich herbeiführen will. Die vorübergehende Abwehrsteigerung kann nämlich schwelende Krankheitsherde, die nie ganz ausgeheilt sind, zum Aufflackern und im Idealfall zur Ausheilung bringen.

Deshalb zählt das Schröpfen zusammen mit weiteren Naturheilmethoden wie Eigenblut- oder Eigenharnbehandlung zu den sog. Umstimmungstherapien, weil eine darniederliegende Abwehr auf neue Leistungsfähigkeit „umgestimmt" wird. Und im Prinzip handelt es sich beim Schröpfen bis zum Bluterguss ja um nichts anderes als eine sehr schonende Eigenblutbehandlung ohne invasive Maßnahmen wie Venenpunktion oder Injektion.

Die abwehrsteigernde Wirkung der Schröpfbehandlung kommt besonders zur Geltung beim Einsatz gegen Infektionen der oberen Luftwege wie Erkältungen mit oder ohne Bronchitis bis hin zur Lungenentzündung (s. a. Kap. 4, 4.).

FÜR DEN MEDIZINER:

Ein wichtiger Unterschied zur klassischen Eigenblutbehandlung ist die fehlende Möglichkeit, das Blut vor Reinjektion extrakorporal zu behandeln, z.B. durch Hämatogene Oxidationstherapie (HOT) unter Einsatz von medizinischem Ozon. Dafür ist das unblutige Schröpfen jedoch nichtinvasiv, erfordert keine sterilen Kautelen und ist deutlich weniger schmerzhaft.

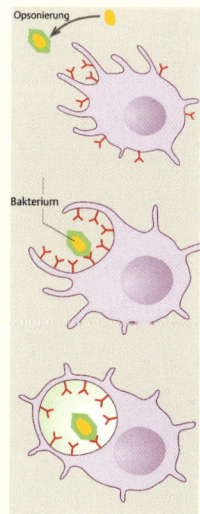

Abb. 28: Fresszelle bei der Arbeit

8. Stoffwechselsteigerung

Zusammen mit der deutlichen Durchblutungssteigerung (passive und reaktive Hyperämie, s. Kap. 3, 3. und 4.) führt das Schröpfen auch ohne Austritt von Blut zu einer messbaren Stoffwechselsteigerung im behandelten Hautbezirk. Während des Schröpfvorganges selbst ist die Blutzufuhr zur angesaugten Hautfalte unterbunden. Das kann man sehr einfach über die Hauttemperatur nachweisen, die durch die fehlende Zirkulation von Minute zu Minute absinkt. Das Blut und die Lymphe „stehen" gewissermaßen in den Gefäßen, die Versorgung mit Sauerstoff und Nährstoffen ruht für kurze Zeit. Nach Ende der Behandlung erfolgt die überschießende „Luxusdurchblutung" wie oben beschrieben und darauf folgend eine Steigerung aller Stoffwechselvorgänge. Die Hauttemperatur erhöht sich wieder und zwar über den ursprünglichen Wert hinaus. Und bei höherer Temperatur laufen sämtliche Lebensvorgänge, enzymatische Reaktionen, Zellteilungen usw. schneller ab. Man braucht kein medizinischer Fachmann sein, um sich vorzustellen, wie segensreich sich das Schröpfen vor diesem Hintergrund bei schlecht durchbluteten Gewebebezirken auswirken kann!

9. Reflektorische Beeinflussung innerer Organe über die Head'schen Zonen

Wie wir in den vorhergehenden Kapiteln gelernt haben, ist die Haut über vielerlei Wechselwirkungen mit dem übrigen Körper verbunden. Das ist aber noch nicht alles.

Der englische Neurologe Head hat Anfang des vergangenen Jahrhunderts herausgefunden, dass unsere Hautoberfläche über Reflexbahnen mit darunter liegenden inneren Organen verbunden ist. Mancher hat vielleicht schon davon gehört, dass ein Mensch mit Blinddarmreizung nicht einmal die Bettdecke auf seinem rechten Unterbauch duldet, weil schon diese leichte Berührung der Haut weh tut. Die Entzündung des Wurmfortsatzes beeinflusst über Verschaltungen im Rückenmark auch den darüber liegenden Hautabschnitt; er reagiert gewissermaßen mit.

Für uns wichtiger ist der umgekehrte Weg, also die Beeinflussung eines inneren Organs und seiner Funktion durch das zugehörige Head'sche Hautsegment.

In Abbildung 29 ist die segmentale Nervenversorgung unserer Hautoberfläche, die sog. Head'schen Zonen, dargestellt.

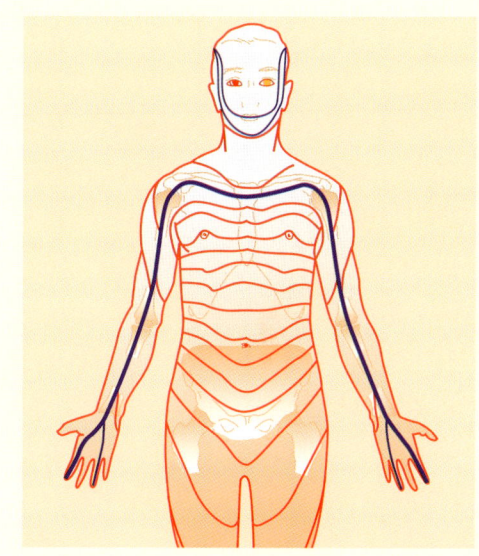

Abb. 29: Head'sche Zonen

Die Therapie über diese Zonen ist übrigens nichts Neues, denn Head hatte nur entdeckt, was die Menschheit schon seit Jahrtausenden instinktiv nutzt. Wir können sicher sein, dass bereits die Menschen der Steinzeit eine Magenverstimmung z. B. durch Auflage eines mit heißer Flüssigkeit getränkten Fells auf der entsprechenden Bauchhaut therapiert haben. Dass auch das Schröpfen nicht ohne Wirkung auf die inneren Organe bleibt und – richtig eingesetzt – auch hier gute Wirkungen zeigt, das lehrt die Erfahrungsmedizin seit langer Zeit.

In Abbildung 30 ist die Wirkung dieser Reflexzonentherapie durch das Schröpfen schematisch dargestellt. Links haben wir unter der Hautoberfläche einen verkrampften, schmerzenden Magen, der heftige Nervenimpulse ins Zentrale Nervensystem sendet. Der Mensch hat Magenschmerzen. Auch die zugehörige Head'sche Reflexzone ist überempfindlich.

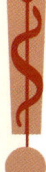

FÜR DEN MEDIZINER:
Dem erfahrenen Arzt bzw. Heilpraktiker ist es vorbehalten, die ganze Bandbreite der therapeutischen Möglichkeiten des Schröpfens auszuschöpfen, indem er ihre reflektorischen Wirkungen ausnutzt und die Methode – alleine oder adjuvant – auch für ernsthafte innere Erkrankungen einsetzt. Die ersten Schröpfanwendungen sollten unter Aufsicht des Therapeuten am besten in der Praxis erfolgen. Danach kann der Patient sie unter engmaschiger Kontrolle ambulant bei sich zuhause weiterführen, stets mit dem Hinweis, dass er sich bei allen unklaren Reaktionen sofort an seinen Therapeuten wenden soll.

Während des Schröpfens (Mitte) verstärkt sich der Reizeinstrom aus diesem Hautbezirk hinauf ins Gehirn, eine „Gegenreizung" im Sinne der reflektorischen Schmerzhemmung wie in Kapitel 3, 5. ausführlich beschrieben.

Wird die Behandlung mit viel Erfahrung und Fingerspitzengefühl ausgeführt, kann der Krampfzustand am Magen dadurch gelindert werden, wie im rechten Teil der Abbildung gezeigt. Auch die zugehörige Reflexzone ist nun weniger empfindlich.

An dieser Stelle muss betont werden, dass die Schröpftherapie keinesfalls als alleinige Behandlung und auch niemals ohne die Aufsicht des Arztes/Therapeuten bei inneren Erkrankungen eingesetzt werden darf. Dies schon deshalb, weil der medizinische Laie kaum in der Lage ist, ein harmloses von einem ernsteren Krankheitsbild zu unterscheiden. Dies fällt auch dem Arzt oftmals nicht leicht, weshalb der medizinische Nichtfachmann erst recht mit großem Respekt an diese Dinge herangehen sollte. Sie brauchen deshalb nicht auf das Schröpfen bei internistischen Erkrankungen zu verzichten, nur muss es in vertrauensvoller Zusammenarbeit mit dem Therapeuten durchgeführt werden und in dessen Behandlungsplan eingebettet sein.

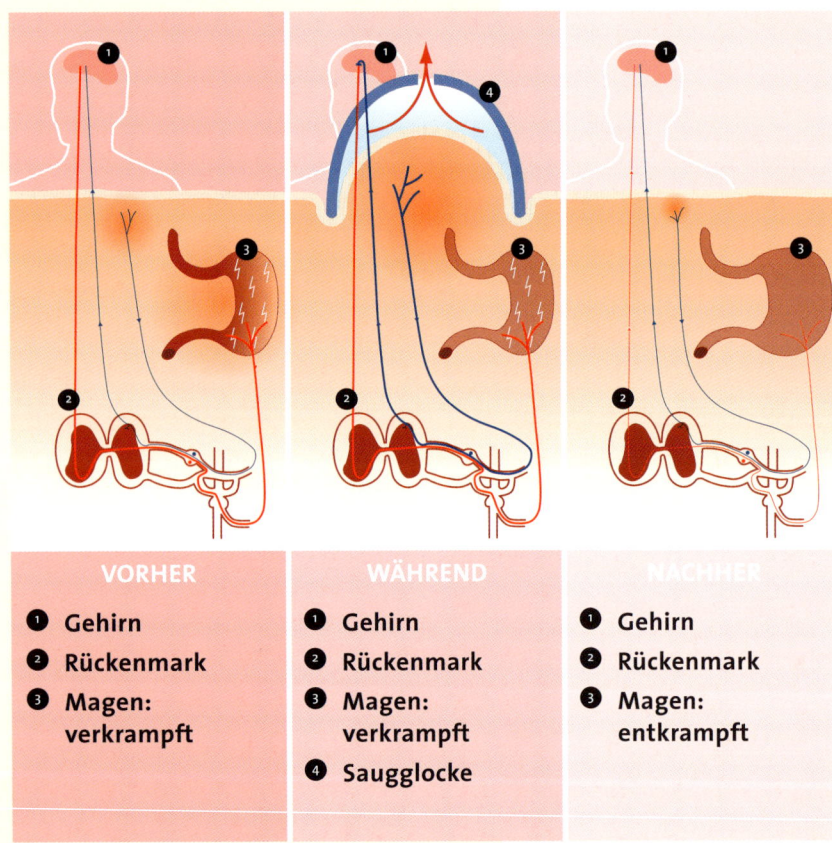

VORHER	WÄHREND	NACHHER
❶ Gehirn	❶ Gehirn	❶ Gehirn
❷ Rückenmark	❷ Rückenmark	❷ Rückenmark
❸ Magen: verkrampft	❸ Magen: verkrampft	❸ Magen: entkrampft
	❹ Saugglocke	

Abb. 30: Reflektorische Wirkung des Schröpfens auf innere Organe

Vorteil der Schröpftherapie bei Störungen an inneren Organen ist ihr rascher Wirkungseintritt. Deshalb muss der Therapeut seinen Patienten genau beobachten und sollte die Schröpfbehandlung, sobald sie anschlägt, etwas zurücknehmen und ggf. beenden. Gerade hier kommt es auf die richtige Dosis an, denn wenn der optimale Zeitpunkt zum Stopp der Behandlung verpasst wird, kann die positive Wirkung in ihr Gegenteil umschlagen. Also: Behutsam, umsichtig und mit wachem Blick auf den Patienten behandeln!

10. Fernwirkungen durch gezielte Behandlung der Triggerpunkte

Außer den Head'schen Zonen gibt es noch weitere direkte Verbindungen von umschriebenen Hautzonen, den sog. Triggerpunkten, zu weit entfernten Zielorganen oder -strukturen. Am bekanntesten sind die Verbindungen zur Muskulatur. In diesen Fällen lösen Berührung oder Druckbelastung der Triggerpunkte Schmerzen im betroffenen Muskelabschnitt bis hin zu Muskelverspannungen aus. Triggerpunkte finden sich auch in der Muskulatur selbst. Meist handelt es sich um schmerzhaft verspannte Knötchen im Verlauf eines Muskels ("Hartspann"), die beispielsweise in der Halsmuskulatur zu Kopfschmerzen und sogar Migräne führen können.

Findet der Therapeut einen solchen Zusammenhang, ist die gezielte Schröpfbehandlung der Triggerpunkte ein vielversprechendes Verfahren. Der Neurologe und Schmerztherapeut hat einige Hundert solcher Punkte in seinem Gedächtnis abgespeichert, von denen er weiß, bei welchen Krankheiten und Zuständen sie in ihrer Konsistenz verändert sind, aber auch, was passiert, wenn er sie reizt.

> **FÜR DEN MEDIZINER:**
> Auch für diese anspruchsvolle therapeutische Fernwirkung des Schröpfens benötigt der Patient selbstverständlich die Anleitung seines Arztes/Heilpraktikers, da nur dieser die Triggerpunkte und ihre Verbindungen kennt. Die Triggerpunktbehandlung zuhause ist nur geistig regen und kognitiv nicht eingeschränkten Personen zu empfehlen, alle anderen sollten zu diesem Zweck in die Praxis einbestellt werden.

Ausgestattet mit diesem Wissen, kann er zur schonenden, gleichzeitig aber intensiven und nachhaltigen Reizung dieser „Triggerpoints" auch entsprechend kleine, zierliche Schröpfköpfe verwenden. Auch dazu bedarf es selbstverständlich eines großen Erfahrungswissens, da man auf diesem Gebiet, ähnlich wie bei der verwandten Akupunktur, ebenso viel falsch wie richtig machen kann.

11. Störfelddiagnose und -therapie

Bei den Ausführungen über die Abwehrsteigerung durch das Schröpfen in Kapitel 3, 7. wurde bereits der Terminus „Umstimmungstherapie" genannt, mit dem Hinweis darauf, dass durch die Behandlung lange vernachlässigte Krankheitsherde wieder aufflackern können.

Wenn eine chronisch entzündete Gallenblase dadurch reagiert und anfängt zu schmerzen, ist die Diagnose nicht schwierig. Komplizierter wird es dann, wenn diese Gallenblase gleichzeitig einen sog. Störherd für den übrigen Körper darstellt. So können durchaus unklare Kopfschmerzen oder Rückenverspannungen im Bereich der Brustwirbelsäule und Schulterblätter darauf ursächlich zurückzuführen sein. Oder denken Sie an vereiterte Zahnwurzeln, die oft eine ganze Kette von gesundheitlichen Beeinträchtigungen zur Folge haben.

Der Schröpfvorgang kann durch seinen Umstimmungsreiz die Störfelddiagnostik voranbringen; in einigen Fällen kann man versuchen, das Geschehen auch therapeutisch zu beeinflussen. Manchmal ist aber, wie beim vereiterten Zahn, eine Sanierung mit konventionellen Methoden nicht zu umgehen.

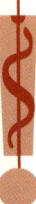

FÜR DEN MEDIZINER:
Wie erwähnt, kann eine therapeutisch intendierte Schröpfung durchaus einen diagnostischen Stellenwert bekommen. In diesem Fall muss das ursprüngliche Behandlungsziel modifiziert bzw. vorerst aufgegeben werden. Der Therapeut wird dann eine Therapie gemäß den neuen diagnostischen Erkenntnissen einleiten, die im Idealfall die ursprünglichen Symptome zum Verschwinden bringt. Dabei kann ebenfalls wieder auf die Schröpfmethode zurückgegriffen werden, diesmal aber mit kausalem Ansatz.

Auf eine wichtige Tatsache möchten wir alle angehenden Schröpftherapeuten hinweisen: Das beschriebene „Aufflackern" zeigt sich im erstmaligen Sichtbarwerden oder der Verschlimmerung eines krankhaften Zustandes. Nun gilt es, engen Kontakt mit dem verantwortlichen Therapeuten zu halten, der das Geschehen interpretieren und richtig einordnen kann.

Diese „Anfangsverschlimmerung" einer Erkrankung sollte keineswegs Anlass sein, die Schröpftherapie zu beenden, vielmehr sollte man mit reduzierter Dosis unter sorgfältiger Beobachtung weitertherapieren, denn sonst nutzt man die Chance nicht, über die akute Diagnostik hinaus auch therapeutisch zu wirken.

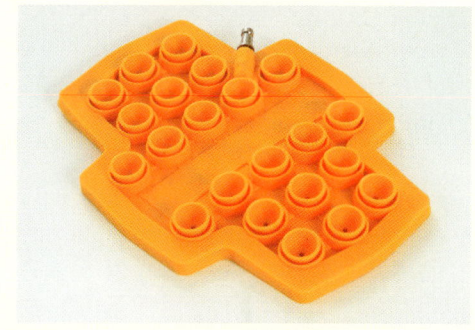

Abb. 31: Die Kreuzmatte eignet sich besonders zur Behandlung von Störfeldern im Nackenbereich

12. Allgemeine Wirkungen des Schröpfens auf den Organismus

Nicht so leicht zu erklären, aber regelmäßig zu beobachten sind die allgemeinen positiven Wirkungen des Schröpfens auf den Körper.

Oft berichten die Patienten von einer schmerzdämpfenden Wirkung des Schröpfens auch an nicht behandelten Körperregionen. Ursache dafür kann das allgemeine Entspannungsgefühl sein, das sich nach dem Schröpfen einstellt.

Es fördert auch die Schlafbereitschaft und die Qualität des Schlafes. Dem Ruhebedürfnis des Patienten unmittelbar nach dem Schröpfen sollte deshalb Rechnung getragen werden. Eine Nachruhe von einer halben Stunde wirkt erfrischend und gibt dem Körper Gelegenheit, den doch teilweise starken Reiz adäquat zu verarbeiten und für die Gesundung zu nutzen.

Die Hauptdomäne der Schröpftherapie ist ohne Zweifel das weite Feld der funktionellen Störungen und Erkrankungen. Chronische Schäden, z. B. am Bewegungsapparat, Gefäß- oder Nervensystem, kann das Schröpfen ebenso wenig heilen wie andere Therapien, aber es verbessert nach Aussage vieler Betroffenen ganz wesentlich die Lebensqualität. Und dies ist angesichts der sehr eingeschränkten sonstigen therapeutischen Möglichkeiten nicht gering zu achten!

13. Schröpfen und andere Therapieformen
Die Schröpfbehandlung ist ein sehr gut verträgliches Naturheilverfahren mit vielfach abgesicherter Wirkung. Weder stört es die Arbeitsweise anderer therapeutischer Verfahren, noch wird es dadurch selbst gestört.

Besonders gut lassen sich andere Naturheilverfahren wie Kneipp'sche Hydrotherapie oder Phytotherapie (die Therapie mit Heilpflanzen) und Entspannungstechniken, z. B. die Progressive Muskel-Relaxation nach Jacobson damit kombinieren. Bei anderen Therapieformen wie Pharmakotherapie, Chirurgie oder Strahlentherapie kann die Schröpfbehandlung das therapeutische Arsenal wirkungsvoll ergänzen. Hier natürlich stets, man kann es nicht oft genug betonen, in enger und vertrauensvoller Absprache mit dem verantwortlichen Arzt.

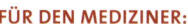

4. Einsatz und Wirkungsweise des Schröpfens

In diesem Kapitel wird die Schröpftherapie der wichtigsten Krankheitsbilder – ohne Anspruch auf Vollständigkeit – behandelt, mit Hinweisen auf Lokalisierung und Dosierung sowie den jeweils zu beachtenden Besonderheiten.

Die Lokalisierung der Schröpfinstrumente ist in einem Körperschema veranschaulicht und teilweise, wo erforderlich, im Text kommentiert. Dosierung, Einsatzort, Art des empfohlenen Schröpfinstrumentes, Wahl der Schröpfmethode und weitere wichtige Parameter der Methode bei den einzelnen Erkrankungen sind in den Anwendungstabellen in Kapitel 6 nochmals übersichtlich zum Nachschlagen zusammengefasst.

1. Bewegungsapparat

Bei Erkrankungen des Bewegungsapparates haben wir es in erster Linie mit Verschleißerscheinungen zu tun. Offensichtlich sind unsere Gelenke nicht für eine Lebenserwartung ausgelegt, wie wir sie in den westlichen Zivilisationen zu Beginn des 21. Jahrhunderts erreichen. Die Menschen früherer Epochen mussten körperlich viel härter arbeiten und hatten dementsprechend früher Abnutzungserscheinungen an Gelenken, Sehnen und Muskeln. Ein altes Problem also, das die Menschheit schon von Anbeginn an begleitet.

Heutzutage sind es eher Übergewicht, einseitige Überlastung und Bewegungsmangel, die Muskeln, Gelenken und Bändern zusetzen. Viele unserer Mitmenschen verdanken ihre Beweglichkeit der Implantation von künstlichen Gelenken, besonders für Hüfte und Knie, den am häufigsten vom Verschleiß betroffenen Großgelenken.

FÜR DEN MEDIZINER:
Entsprechend ihrer Häufigkeit und volkswirtschaftlichen Bedeutung sind die Erkrankungen des Bewegungsapparates das Haupteinsatzgebiet für jede Art des Schröpfens. Dafür liegen auch die meisten zuverlässigen Erfahrungsberichte und Forschungsergebnisse vor, die wir im Literaturverzeichnis für Sie zusammengestellt haben. Die Schröpfmethode kann mit praktisch allen infrage kommenden Therapien problemlos und erfolgreich kombiniert werden.

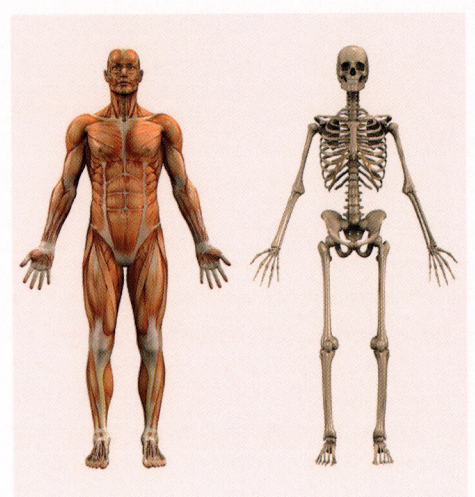

Abb. 32: Skelett und Muskulatur des Menschen von vorne

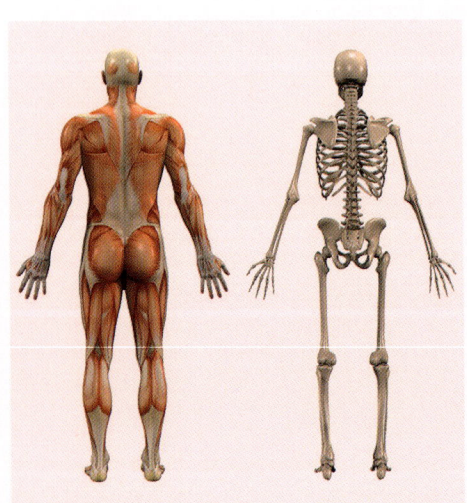

Abb. 33: Skelett und Muskulatur des Menschen von hinten

Die Neigung zu verstärkter Gelenkabnutzung ist angeboren und damit nicht beeinflussbar, wohl aber die Ausprägung, d. h., die Auswirkungen des fortschreitenden Geschehens. Wir haben es sehr wohl in der Hand, ob wir mit 60 oder 80 noch aktiv und voller Spannkraft am Leben teilnehmen können oder sprichwörtlich „am Stock" daherkommen.

Dies gilt nicht für die echten rheumatischen Erkrankungen, chronische Entzündungen, bei denen der Körper seine „Polizei", also die Abwehr- und Fresszellen, gegen eigene Gelenkstrukturen, die Muskulatur, Gefäße und sogar innere Organe richtet. Das klassische Rheuma oder die primär chronische Polyarthritis zählen deshalb zu den Autoimmunkrankheiten (griech. „auto" = selbst, lat. „immunis" = unberührt), die äußerst schwierig zu behandeln sind.

Aber auch die von Rheuma Betroffenen können selbstverständlich etwas gegen ihre Krankheit tun und z. B. dafür sorgen, dass sie sich ihre Beweglichkeit länger erhalten, weniger Schmerzen und Schwellungen haben und die Gelenkzerstörung nicht so rasch voranschreitet. Schließlich gibt es noch die funktionellen Störungen, die meist durch schwache Muskulatur und Bewegungsarmut verursachten Muskelverspannungen, ein dankbares Objekt für die Naturmedizin, ebenso wie die Verletzungsfolgen, z. B. Zustände nach Knochenbrüchen oder Gelenkverletzungen. Bei allen Erkrankungen des Bewegungsapparates verfolgt die Schröpfbehandlung dieselben Ziele:

• Reduktion des meist vorhandenen Schmerzes
• Verbesserung der Beweglichkeit
• Heilung des erkrankten Gewebes – oder zumindest Zurückdrängen einer chronischen Entzündung, die den Zustand weiter verschlechtern würde.

Wer das vorhergehende Kapitel über die Wirkungen des Schröpfens studiert hat, dem ist unmittelbar einsichtig, warum die Schröpfbehandlung bei diesem Erkrankungsspektrum so gut wirkt. Die Durchblutungssteigerung versorgt das verklebte, verschlackte Gewebe mit frischem Substrat und spült die schmerz- und entzündungsunterhaltenden Schlacken hinaus. Der Schmerz wird aber auch ganz direkt durch das Prinzip der Gegenirritation (s. Kap. 3, 5.) gehemmt. Die Stoffwechselsteigerung fördert Reparaturprozesse und damit die Heilung des krankhaften Zustandes.

All diese Dinge fallen dem Therapeuten selbstverständlich nicht in den Schoß; auch beim Schröpfen, z. B. an erkrankten Gelenken, müssen Ort, Zeitdauer, Dosierung und Häufigkeit der Anwendung genau beachtet werden. Außerdem ist gerade bei den Verschleißerscheinungen besondere Geduld vonnöten, will man die Früchte seiner therapeutischen Bemühungen auch wirklich ernten.

Wir raten am Anfang der Behandlungsserie zu wöchentlich zwei bis drei Schröpfbehandlungen, nach zwei Wochen dann im wöchentlichen Abstand. Die Schröpftherapie lässt sich bei den Störungen des Bewegungsapparates ideal ergänzen durch Wasseranwendungen nach Pfarrer Kneipp, Wärmetherapie und äußerliche Pharmako- oder Heilkräuterbehandlung in Form von Salben, Breiauflagen, Tinkturen. Sehr effizient ist auch tägliche (!) Krankengymnastik.

Nach dieser Vorbemerkung werden im Folgenden die einzelnen Krankheitsbilder anhand des erwähnten Körperschemas abgehandelt, aus dem die verschiedenen Einsatzorte für die Schröpfinstrumente ersichtlich sind.

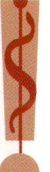

FÜR DEN MEDIZINER:
Knifflig kann es sein, bei entzündlichen Erkrankungen des Bewegungsapparates (aktivierte Arthrose, PCP und andere Kollagenosen) den richtigen Zeitpunkt für den Einsatz der Schröpftherapie herauszubekommen. Die akute Entzündung darf selbstverständlich nicht behandelt werden, wobei auch nach Abklingen der unmittelbar wahrnehmbaren Entzündungszeichen noch eine Zeit lang Vorsicht geboten ist. Sobald der akute Entzündungsschub vorüber ist, sollte jedoch umgehend mit ausleitenden Verfahren begonnen werden, die die destruktiv wirkenden Endprodukte des Entzündungsgeschehens rasch aus dem Gewebe entfernen und damit der sich selbst erhaltenden Entzündung das Substrat entziehen können.

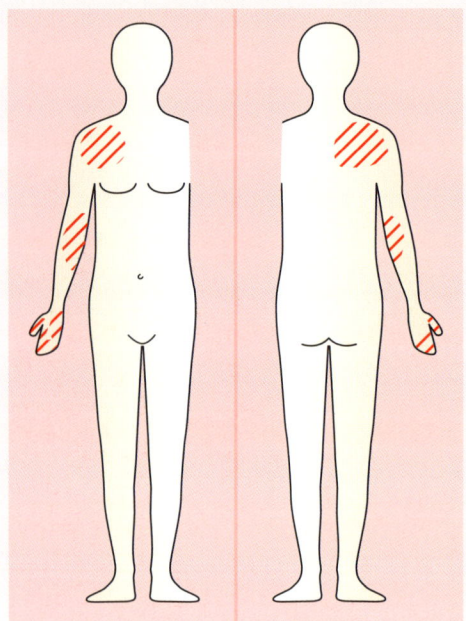

Abb. 34

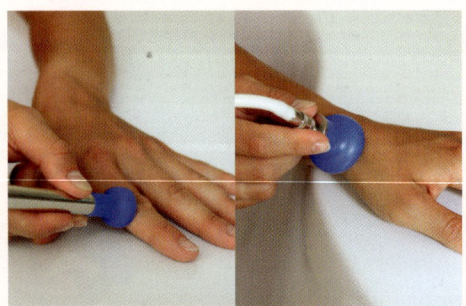

Abb. 35: Behandlung von Finger- und
Handgelenksarthrose

Arthrosen

- **Schultergelenk/Periarthritis humeroscapularis**

Das Schultergelenk ist unser beweglichstes Gelenk überhaupt, daher mit kleiner Gelenkfläche, aber durch einen allseits umgebenden Muskelschlauch stabilisiert. Es ist sehr häufig Opfer von Verschleißerscheinungen, Sehnenabrissen, entzündlichen, verkalkten Ablagerungen (Periarthritis humeroscapularis), die die schmerzhafte Bewegungseinschränkung noch verschärfen.

Der Schröpfbehandlung ist es gut zugänglich, wenn man die richtige Größe der Schröpfinstrumente wählt, z. B. die kleinere, flexiblere der Silikonsaugmatten oder Schröpfgläser mit entsprechend geringerem Durchmesser.

- **Ellenbogengelenk**

Unser Ellenbogen ist ein typisches Scharniergelenk mit anschließendem Drehgelenk für die Rotation des Unterarmes um seine Achse. Auch das Ellenbogengelenk ist häufig von Arthrosen betroffen und muss gar nicht so selten durch ein künstlich implantiertes Gelenk ersetzt werden.

Um dem vorzubeugen, schröpft man gezielt die Weichteile um das eigentliche Gelenk, d. h., von der Rückfläche des Armes her. Bei dieser Gelegenheit sei nochmals daran erinnert, dass es nicht sinnvoll ist, direkt über Knochenvorsprüngen zu schröpfen. Wie beim Schultergelenk, wählen wir auch hier die eher zierlichen Schröpfinstrumente.

- **Handgelenk/Fingergelenke**

Dies gilt erst recht für unsere feinen Gelenke an der Hand, deren Erkrankungen infolge der Nutzung ergonomisch falscher Computertastaturen in den letzten Jahrzehnten beängstigend zunehmen. Die Orthopäden haben für die dadurch verursachten Gesundheitsstörungen den Begriff des RSI-Syndroms (repetetive strain injury, d. h. wörtlich übersetzt „Wiederholtes Überanstrengungs-Syndrom") geprägt. Die schnellen, ungefederten Schläge der Finger auf die Tastatur, ohne Erholungsphasen dazwischen, beeinträchtigen massiv Finger, Hände und Arme bis hinauf zu den Schultern, es resultieren Schwellungen, Stauungszustände, entzündliche Veränderungen an Sehnenscheiden und Sehnenansätzen und vor allem eines: zunehmende Schmerzen, die die Betroffenen häufig zum Berufswechsel zwingen.

Zielort der Schröpfbehandlung ist nicht nur die Hand selbst, sondern auch das Handgelenk und der Unterarm, mit dem Ziel, dort zu entstauen und zu entschlacken, damit der Lymphabfluss aus Fingern und Hand wieder in Gang kommt. Mit entsprechend feinen Schröpfinstrumenten kann auch der Handrücken von der Knöchelreihe ab körperwärts vorsichtig und niedrig dosiert geschröpft werden; am besten verwendet man klein dimensionierte Saugmatten oder Vierkammersauger.

• **Hüftgelenk**

Von allen Gelenken ist das Hüftgelenk von außen am schwersten zu erreichen, und daher auch der Schröpfbehandlung vergleichsweise schlecht zugänglich. In dieser Situation helfen uns die zugehörigen Reflexzonen, über die eine Schmerzsymptomatik am Hüftgelenk bei etwas Ausdauer gut zu beeinflussen ist. Auf reflektorischem Wege verbessert sich auch die Blutzirkulation am Gelenk und damit dessen Ernährungssituation. Gerade bei der Schröpftherapie der Hüftarthrose benötigt der Therapeut einen langen Atem, der sich dann aber auch in – wenn auch kleinen, so doch stetigen – Verbesserungen des Befundbildes auszahlt.

FÜR DEN MEDIZINER:
Das RSI-Syndrom kann sich als sehr hartnäckig erweisen und erfordert vom Therapeuten oft die Zusammenarbeit mit dem Arbeitsmediziner, da alles darauf ankommt, die krankmachenden Bewegungsabläufe exakt zu analysieren und dann gezielt entlastende Maßnahmen einzuleiten. Hierbei kommt der Ergonomie eine entscheidende Bedeutung zu. In diesem Rahmen kann die Schröpftherapie mit kleinen Applikatoren auch direkt am Arbeitsplatz, während kleiner Pausen bei der belastenden Tätigkeit, zum Einsatz kommen.

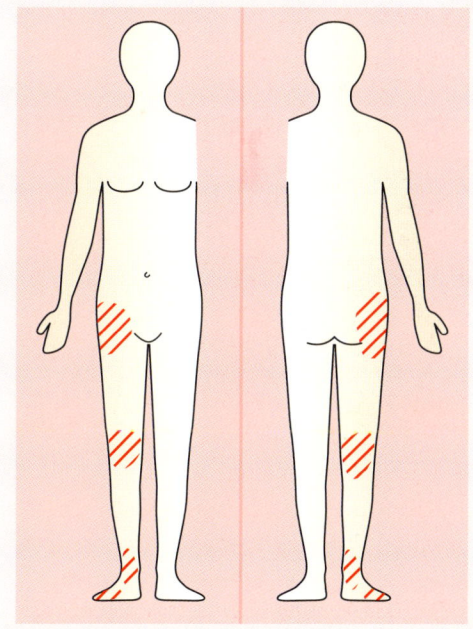

Abb. 36

- **Kniegelenk**

Die Knie sind das wohl komplizierteste und störungsanfälligste Gelenk des Körpers, kommt doch zur reinen Scharnierfunktion auch noch die Drehbarkeit des Unterschenkels in gebeugter Stellung. Ermöglicht wird dieses komplizierte Bewegungsmuster durch die Menisken und einen ausgeklügelten Bandapparat. Und darin liegt auch gleich das Problem: Die Drehbewegung des Unterschenkels darf nur in gebeugter Stellung möglich sein und nicht bei gestreckten Knien, da wir sonst nicht stabil stehen könnten. Wird nun eine Drehbewegung während des Streckvorgangs ausgeführt – eine beim Fußball, Squash, Skifahren oder Kampfsportarten überaus häufige Bewegungsabfolge! – werden die Menisken zwischen den großen Gleitflächen von Ober- und Unterschenkel gequetscht. So entstehen Einrisse, die im gefäßlosen Knorpelgewebe nur ganz schwer wieder zuheilen.

Auch belastende Arbeiten im Knien (Fließenleger) nimmt das Knie übel und reagiert häufig mit Schwellungen und Gelenkergüssen. Auch die rheumatischen Erkrankungen toben sich sehr oft an diesem Gelenk aus.

Genügend Arbeit also für den Schröpftherapeuten, dem immerhin die gute Erreichbarkeit dieses Gelenkes zustatten kommt. Bitte beherzigen Sie dabei aber stets, dass ein „gereiztes" Knie, erkennbar an Rötung und Schwellung, niemals geschröpft (= zusätzlich gereizt!) werden sollte.

Ausnahme ist das blutige Schröpfen mit Gläsern oder dem medizinischen Blutegel, das der Entlastung des verschlackten, gestauten Gewebes dienen kann. Ansatzpunkt für die Schröpftherapie ist in diesem Spezialfall die Kniekehle.

• **Fußgelenke/Zehengelenke**

Fuß- und Zehengelenke sind wieder eine dankbare Domäne der kleinflächigen Schröpfinstrumente, da hier die Hautkrümmung wieder fast so stark ist wie an den Händen oder Ellenbogen.

Die Gelenke des Fußes müssen das gesamte Körpergewicht abfedern und ausbalancieren und dies oft sogar nach Sprüngen über mehrere Meter – eine Leistung, die man nur bestaunen kann.

Erkrankungen der Fußgelenke sind denn auch häufig auf frühere Verletzungen zurückzuführen, wie Verstauchungen oder Knochenbrüche. Sie bilden häufig den Keim für spätere Arthrosen. Ähnlich wie am Ellenbogen muss der Schröpftherapeut sich auch hier seine Behandlungsstellen „suchen", da die vielen Knochenvorsprünge und -leisten kein geeignetes Terrain darstellen. Andererseits sind die Entfernungen von der Hautoberfläche zum Krankheitsgeschehen hier in aller Regel kurz und deshalb der Schröpfbehandlung gut zugänglich.

• **Wirbelsäule**

Die Wirbelsäule (s. Abb. 37) ist diejenige knöcherne Struktur, die dem Menschen mit Abstand am meisten zu schaffen macht. Mit einer Vielzahl von Beschwerden bezahlt er dafür, dass sich seine Vorfahren vor einigen Millionen Jahren in der afrikanischen Savanne vom Vierfüßlerdasein zum aufrechten Gang entschlossen haben.

Die Wirbelsäule war ursprünglich als horizontal verlaufender Längsträger zur Aufhängung des Körpergewichts gedacht, ähnlich einer Vorhangstange. Nun lastet auf ihren unteren Abschnitten das Gewicht von zwei Drit-

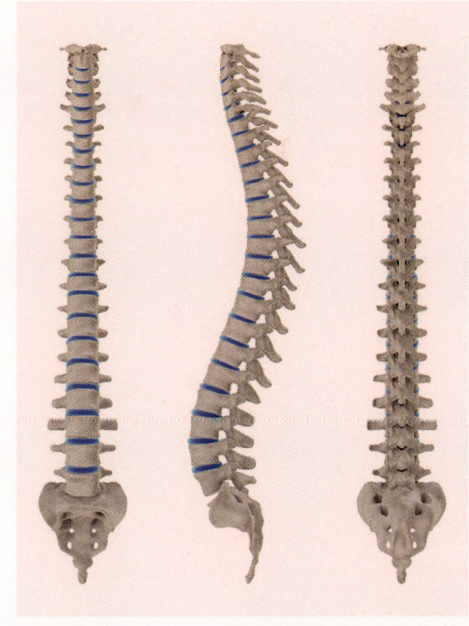

Abb. 37: Die Wirbelsäule

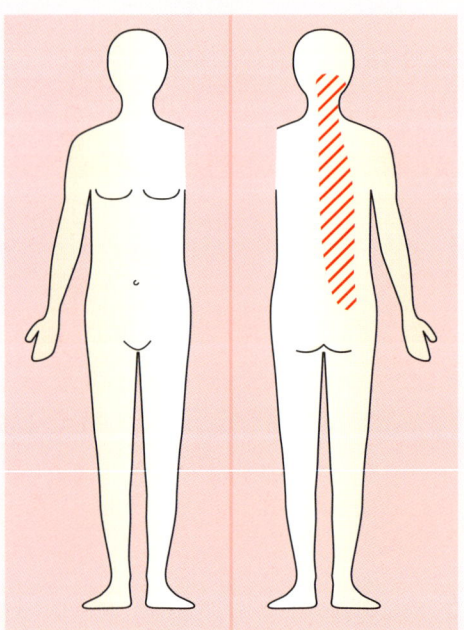

Abb. 38

teln des Körpers inklusive der Dinge, die wir im Laufe unseres Lebens mit unseren Händen/Armen herumtragen. Gerade die Wirbelsäule ist eigentlich nur auf ein Leben von 35–40 Jahren ausgelegt, denn schon in diesem Alter zeigen sich bei fast allen Individuen im Röntgenbild deutliche degenerative Veränderungen an Bandscheiben, Wirbelkörpern und kleinen Wirbelgelenken.

Umso achtsamer müssen wir mit dem Grundkapital unserer Wirbelsäule umgehen und haushalten, damit sie unsere steigende Lebenserwartung auch mitträgt!

Unsere Wirbelsäule gliedert sich in vier Bereiche unterschiedlicher Beweglichkeit. Die Brustwirbelsäule ist durch den knöchernen Käfig des Brustkorbes relativ stabil und unbeweglich, genauso das Kreuzbein mit den umgebenden Darmbeinschaufeln. Problematisch sind die Abschnitte Halswirbelsäule und Lendenwirbelsäule, vor allem an ihren Übergängen zu den starren Abschnitten. Auch an der Wirbelsäule gibt es natürlich das Krankheitsbild der Arthrose, hier Osteochrondose oder Spondylose genannt. Man versteht darunter im Speziellen eine Arthrose der kleinen Wirbelgelenke, über welche die einzelnen Wirbelkörper miteinander in beweglicher Verbindung stehen, sowie Veränderungen an den Bandscheiben und den ihnen benachbarten Deckplatten der Wirbelkörper. Gerade hier bilden sich mit der Zeit Knochenvorsprünge, die sog. Osteophyten, die im Bereich der kleinen Wirbelgelenke oft das Austrittsloch für die Rückenmarksnerven einengen. Dies tun übrigens auch vorgewölbte oder sogar vorgefallene Bandscheiben und lösen dadurch nicht nur massive Schmerzen aus, sondern weitere Beschwerden wie Einschlafen der betroffenen Gliedmaßen bis hin zu Lähmungserscheinungen.

Kein Wunder, dass die Wirbelsäule Jahr für Jahr auf dem Siegertreppchen der Krankheiten steht, die in unserem Gesundheitssystem die meisten Kosten verursachen.

Andererseits ist die Schröpfbehandlung von Wirbelsäulenerkrankungen nicht schwierig und ein sehr dankbares Gebiet der Methode. Wenngleich die erkrankten anatomischen Strukturen unter mehreren Zentimetern Fett und Muskulatur in der Tiefe liegen, sind sie der konsequenten Schröpfbehandlung, wie in den Abbildungen gezeigt, doch sehr gut zugänglich. Beim Hexenschuss (lateinisch Lumbago/Ischialgie) reicht oft schon eine einzige Schröpfsitzung aus, um die Schmerzen zurückzudämmen.

Sehnenscheidenerkrankungen

Ebenfalls zu den Krankheiten des Bewegungsapparates zählen die sog. Enthesiopathien, zu deutsch Sehnen-(scheiden-)erkrankungen. Wohl jedem von uns haben sie schon in Form des Tennisellenbogens, von Sehnenscheidenentzündungen des Unterarms oder des Karpaltunnelsyndroms zu schaffen gemacht. Sehnenprobleme gibt es aber auch an der Schulter (lange Bizeps-Sehne, Supraspinatus-Sehne), am Knie (Patellar-Sehne) und am Fuß (Achilles-Sehne). Ursache sind akute oder chronische Überlastungen, was besonders beim Montagearbeiter mit Sehnenscheidenentzündung im Unterarm oder dem Zimmermeister mit Tennisellenbogen (= Überreizung der Sehnenansätze von Hand-Streckern und -Beugern am Ellenbogen) ins Auge springt und einsichtig wird.

Sehnenerkrankungen sind nicht leicht zu therapieren, und gerade beim Tennisellenbogen oder Karpaltunnelsyndrom mündet das Krankheitsbild häufig in die Notwendigkeit einer Operation, wenn alle konservativen Maßnahmen versagt haben.

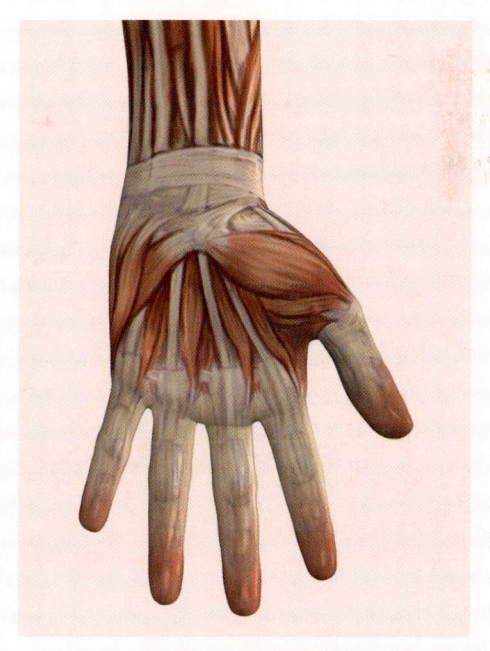

Abb. 39: Sehnenscheiden der Hand

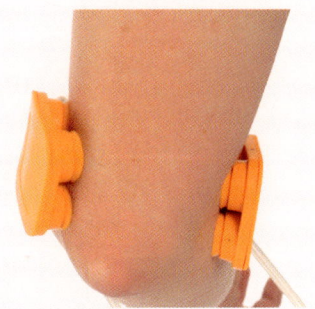

Abb. 40: Schmerztherapie bei chronischem Tennisellenbogen mit zwei zeitgleich betriebenen kleinen Saugmatten

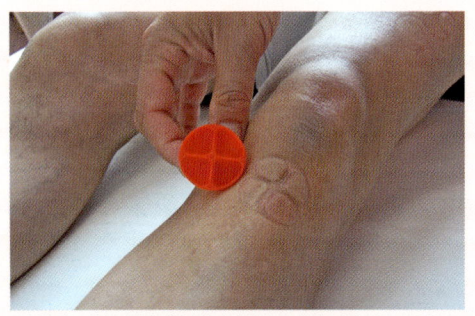

Abb. 41: Schröpfmale nach Anwendung an der Patellar-Sehne

Vorteil für die Schröpfmethode ist wiederum die gute Erreichbarkeit der Zielgewebe nur wenige Millimeter unter der Hautoberfläche. Im akut entzündlichen Stadium raten wir, wie immer, von einer Schröpfbehandlung ab. Im chronischen Stadium kommt es darauf an, die entzündlichen Schlacken der vorangegangenen Erkrankungsschübe zu mobilisieren und auszuschwemmen, die Durchblutung und damit Ernährung des Sehnengleitgewebes zu verbessern und die Schmerzempfindung abzudämpfen; allesamt Ziele, die mit dem Schröpfen ohne Weiteres erreichbar sind. Verwenden sollten Sie tunlichst zierliche Schröpfinstrumente oder aber die angenehm zu tragenden Saugmatten mit kleinerer Fläche.

Muskelverspannungen

Die allermeisten Schmerzzustände gerade am geplagten Rücken sind nicht etwa auf die vorher besprochenen Arthrosen zurückzuführen, sondern schlicht auf Muskelverspannungen. Der erfahrene Masseur ertastet dann schnell die verhärteten Knötchen in der Muskulatur (Triggerpunkte; s. Kap. 3, 10.) oder ganze harte Stränge, die er als Hartspann anspricht (s. Abb. 42). Das sind Muskelabschnitte, die sich durch Überlastung oder auf reflektorischem Wege dauerhaft zusammengezogen haben. Die Dauerkontraktion tut dem Muskel nicht gut, er braucht unbedingt nach wenigen Minuten die Entlastung, damit wieder Blut einströmen und ihn ernähren kann. Diese Muskelkontraktur, wie sie der Fachmann nennt, bezeichnet also einen akuten Mangelzustand des Muskelgewebes. Hält er länger an, beginnt sich das betroffene Gewebe degenerativ zu verändern und kann auch durch noch so kunstvolle Griffe des Masseurs nicht mehr zu funktionsfähigem Muskelgewebe zurückverwandelt werden.

Dem gilt es also vorzubeugen, und die Schröpfbehandlung ist dafür eine exzellente Möglichkeit.

Diesmal weist uns das Schmerzgeschehen selbst den Weg: Wir setzen die Schröpfinstrumente bei den ersten beiden Behandlungen zunächst nicht direkt auf die schmerzende Stelle, sondern etwas seitwärts davon, womit wir die Durchblutungs- und Ernährungssituation um den Herd selbst verbessern. Ab der dritten Behandlung schröpfen wir direkt über dem betroffenen Muskelabschnitt.

Die Schröpfmethode kann bei den Muskelverspannungen, die eines ihrer Haupteinsatzgebiete darstellen, ihre Teilwirkungen „Durchblutungssteigerung bis in die Tiefe" und „Schmerzdämpfung" voll ausspielen.

Rheumatischer Formenkreis

Die Schröpftherapie der rheumatischen Erkrankungen unterscheidet sich von der anderer Erkrankungen des Bewegungsapparates, denn wir haben es hier mit einer chronischen, vom Körper selbst unterhaltenen Entzündung zu tun, einer sog. Autoimmunkrankheit. Die Folge sind Destruktionen an den Gelenken, zunächst an den kleinen Fingergelenken im Bereich der Knöchel. Unbehandelt weichen die betroffenen Finger seitwärts aus und ergeben das typische Bild der „Ulnaren Deviation", der Abweichung der Finger nach ellenwärts.

Aber auch die großen Gelenke können von Rheuma befallen werden. Die das Gelenk auskleidende Innenhaut (Synovia) verdickt sich durch die Entzündung und bildet mit der Zeit ein Reservoir für die wild gewordenen Abwehrzellen, die das Zerstörungswerk am Gelenk vorantreiben.

Ziel jeglicher Therapie rheumatischer Erkrankungen muss es zunächst sein, das Fortschreiten der autoaggressiven Gewebezerstörung zu verlangsamen oder aufzuhalten. Dies wird mit sehr teuren und nebenwir-

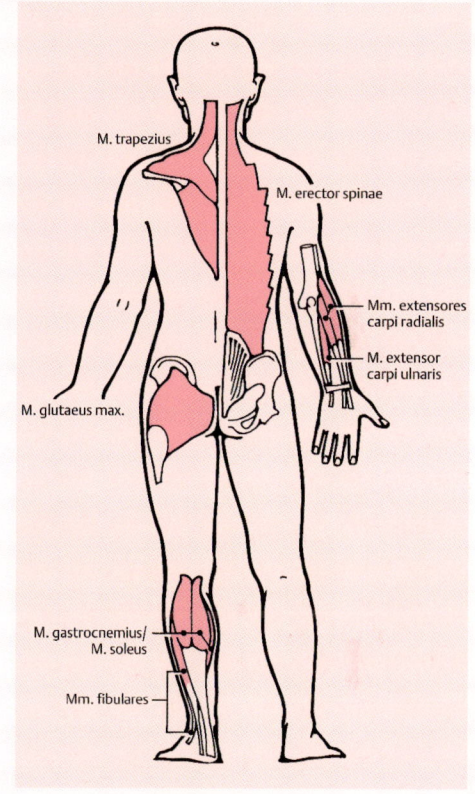

Abb. 42: Häufig verspannte Muskelgruppen

kungsreichen Medikamenten versucht, die durchweg lange brauchen, um das Krankheitsgeschehen positiv zu beeinflussen. Hierzu kann die Schröpfbehandlung zwar nicht viel beitragen, immerhin ist aber im Intervall zwischen zwei Rheumaschüben eine Besserung der entzündlichen Schmerzen und der Beweglichkeit möglich.

Die Anwendungsorte und die Dosierung des Schröpfens entsprechen denen bei den verschiedenen Arthroseformen (s. S. 42–47)!

In Absprache mit dem Therapeuten ist zu erwägen, die betroffenen Gelenke im Intervall (d. h. keinesfalls im akuten Schub!) auch blutig zu schröpfen, durchaus auch mit Blutegeln, um einen starken Umstimmungsreiz zu setzen und gestautes, schlackenreiches Material herauszuholen. Nach einer solchen Entlastung kann es besser gelingen, die betroffenen Gelenke wieder beweglich zu bekommen.

Beweglichkeit und Schmerzen sind auch das große Problem beim Morbus Bechterew, mit wissenschaftlichem Namen Spondylitis ankylosans, das bedeutet versteifende Wirbelsäulenentzündung. Nicht nur die kleinen Wirbelgelenke drohen dabei einzusteifen, sondern auch das Kreuz-Darmbein-Gelenk. Die Betroffenen haben vor allem morgens tief sitzende Kreuzschmerzen und klagen über eine mit den Jahren zunehmende Einsteifung ihrer Wirbelsäule.

Geduldig angewandt, kann die Schröpftherapie eine treue Begleiterin der Bechterew-Kranken werden, die sie keinesfalls mehr missen möchten. Anwendungsorte und -dosierung entsprechen den Angaben bei der Arthrose der Wirbelsäule (s. S. 45–47).

Osteoporose/Knochenentkalkung

Analog zum Rheuma ist der Bewegungsapparat bei dieser Erkrankung nicht selbst Ursache, sondern Opfer einer Systemkrankheit, die den ganzen Körper betrifft. Die Ursache dieser chronisch über Jahrzehnte verlaufenden Krankheit ist letzlich unbekannt. Wichtige Faktoren sind sicherlich der Östrogenmangel nach den Wechseljahren bei der Frau, Bewegungsmangel und kalziumarme Ernährung.

Daraus resultiert auch gleich die empfohlene Therapie: Östrogenersatz unter engmaschiger gynäkologischer Kontrolle, eiweißreiche Ernährung, Ersatz von fehlenden Mineralien, insbesondere Kalzium und Fluorid, sowie ein dosiertes Bewegungstraining.

Was kann die Schröpfbehandlung beitragen? Die Knochenentkalkung führt besonders an der Wirbelsäule oft zu dramatischen Zuständen: Die in ihrer Struktur geschwächten Wirbelkörper brechen schon bei leichter Belastung ein und bilden Keilwirbel, mit dem traurigen Resultat eines Buckels („Witwenbuckel") mit massiven Schmerzen durch die eingeklemmten Rückenmarksnerven.

Die Schröpfbehandlung ist in der Lage, diesen geplagten Frauen wenigstens zeitweise Ruhe vor ihren starken Schmerzen zu verschaffen, kombiniert mit anderen Methoden wie Physiotherapie, Kälte- oder Wärmetherapie, Akupunktur und, als Basis, einer modernen, ausreichend dosierten Behandlung mit Schmerzmitteln.

Da sich die Problematik der Osteoporose, wie bei so vielen Krankheiten, vorwiegend an der Wirbelsäule zeigt, sind die Einsatzorte der Schröpfinstrumente dieselben wie bei der Wirbelsäulenarthrose beschrieben.

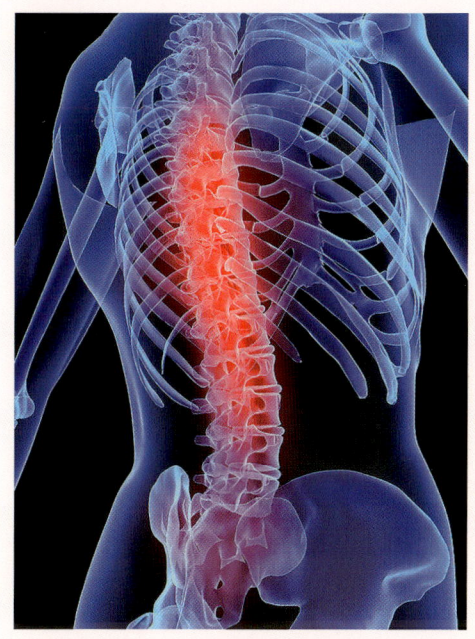

Abb. 43: Das menschliche Skelett, die Wirbelsäule ist besonders hervorgehoben

FÜR DEN MEDIZINER:
Die durch Osteoporose geplagte Frau braucht nicht nur eine lindernde Schröpfmassage gegen den Schmerz, sondern häufig auch eine gegen ihre klimakterischen und seelischen Beschwerden (s. Kap. 4, 8. und 9.), weil sich z. B. Depressivität und Schmerzen gegenseitig aufschaukeln und verstärken.

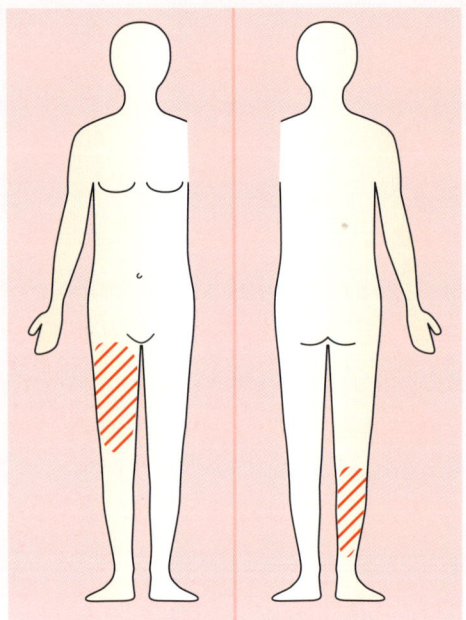

Abb. 44

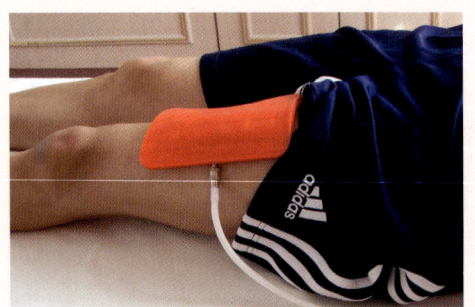

Abb. 45: *Gleichmäßige Erwärmung der Muskula-*
tur durch großflächige Saugmatte

2. Sportmedizinische Aspekte/Verletzungsfolgen

• Schröpfen zur Vorbereitung auf die Belastung

Gute sportliche Leistungen lassen sich nur mit gleichmäßig vorgewärm-
ter Muskulatur erzielen. Wer dies nicht beherzigen will, verpasst nicht
nur das Siegerpodest, sondern riskiert auch Muskelfaser-Längsrisse. Ein
gleichmäßig kalter Muskel kontrahiert sich langsam, ein gleichmäßig er-
wärmter schnell. Gefährlich wird es, wenn in ein- und demselben Muskel
ungleichmäßig erwärmte Faserbündel sich gleichzeitig zusammenziehen
sollen: Durch die unterschiedlichen Kontraktionsgeschwindigkeiten rei-
ßen die Querverbindungen ab, auch die versorgenden Gefäße, und bilden
einen schmerzhaften Bluterguss in der Tiefe des Muskelgewebes.

Vorbeugen kann man durch vorsichtiges „Warmlaufen" der jeweiligen
Muskelgruppen und das Vermeiden ruckartiger Belastungen in der An-
fangsphase der sportlichen Betätigung.

Seit Entwicklung der flachen, flexiblen Saugmatten eröffnet sich der
Schröpfbehandlung ein neues Betätigungsfeld, nämlich die Sportvorbe-
reitung.

Sie können schon während des Frühstücks angelegt werden, was mit
Schröpfgläsern nur sehr umständlich möglich ist.

Überlegen Sie genau, welche Muskelgruppen Sie belasten wollen. Beim
Jogging beispielsweise richten Sie Ihr Augenmerk auf den Musculus qua-
drizeps femoris, das ist der große Oberschenkelmuskel, und den Musculus
gastrocnemius, der Wadenmuskel (s. Abb. 44).

Legen Sie die Saugmatten zunächst für fünf bis sieben Minuten an den Oberschenkel-Vorderseiten auf (durch ein Verzweigungsstück können zwei Matten gleichzeitig betrieben werden), dann nochmals fünf Minuten im oberen Drittel des Wadenmuskels, eine Handbreit unterhalb der Kniekehle.

Analog verfahren Sie vor sportlichen Belastungen des Schultergürtels, z. B. Speerwurf: Hier therapieren Sie den großen Brustmuskel (Musculus pectoralis major) und den Muskel über der Schulter (Musculus deltoideus).

Vergessen Sie nicht, am Rücken auch noch den Kapuzenmuskel (Musculus trapezius) zu behandeln, der am Bewegungsablauf wesentlich beteiligt ist. Jeweils vier bis fünf Minuten Flächenschröpfen sollten hier genügen. Durch den Schröpfvorgang wird die Durchblutung nicht nur in der behandelten Hautfläche, sondern – reflektorisch – auch im darunter liegenden Muskel gesteigert, der dadurch die Übergangsphase von Ruhe zu Belastung besser bewältigen kann.

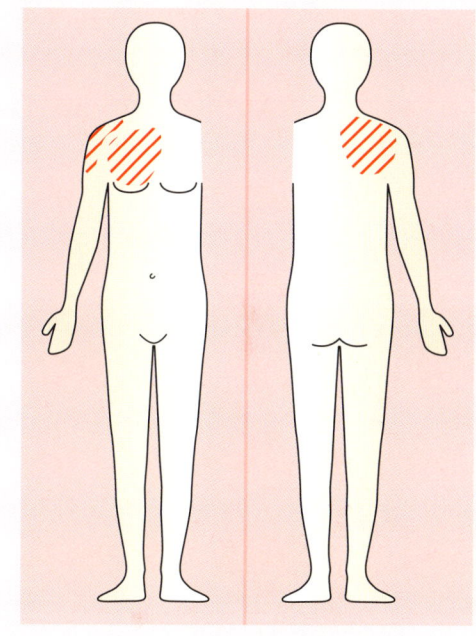

Abb. 46

• **Schröpfen nach dem Sport**

Ein erfahrener Sportler weiß, dass er die Belastung nicht abrupt beenden darf, denn dann bleiben die angehäuften Stoffwechselschlacken durch das rasche Absinken der Durchblutung im Gewebe liegen. Nach neueren Forschungen sind sie zwar nicht Ursache des Muskelkaters – das sind vielmehr mikroskopisch kleine Verletzungen an den Muskelfasern –, aber sie behindern die rasche Erholung der Muskulatur.

Nicht immer lässt sich der gute Rat befolgen, nach dem Training noch ein paar Runden „auszulaufen". Dann kommt die Schröpfbehandlung zum

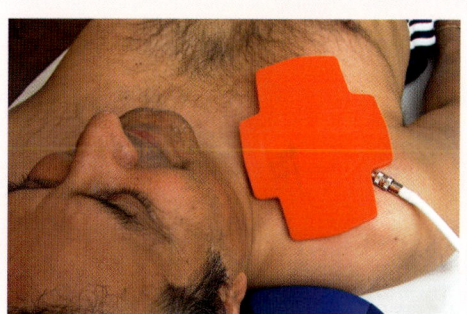

Abb. 47:   Beispielhafte Behandlung des Schultergürtels bei Verspannungen

Einsatz. Was dem Muskel vor Belastung gut tut, das schätzt er auch danach: eine gute Durchblutung. Jetzt braucht er sie aber nicht zum Anwärmen, sondern um die angehäuften Endprodukte des Stoffwechsels, z. B. Milchsäure, auszuspülen.

Schröpforte und die Dosierung sind dieselben wie beim Aufwärmen beschrieben.

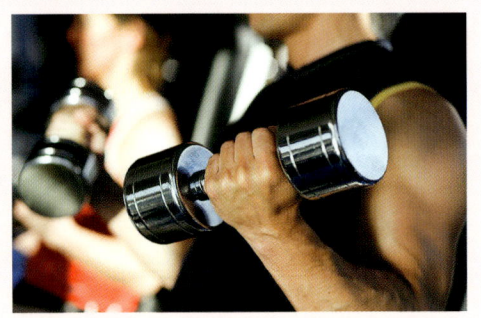

Abb. 48

• Übertrainierte Zustände

Wer kennt ihn nicht, den Muskelkater? Er ist ein deutlicher Hinweis des Körpers, dass man ihm zu viel auf einmal abverlangt hat. Der überlastete Muskel schmerzt durch die Mikroverletzungen, die sich durch eine zu lange und zu intensive Belastung eingestellt haben. Sie benötigen einige Tage, um folgenlos abzuheilen. Wichtig ist eine Trainingspause, in der zwar bewegt, aber nicht belastet werden darf. Die Aufforderung der Sportlehrer vor 30–40 Jahren, gleich „in den Muskelkater hinein" weiter zu trainieren, hat die Schädigung des Muskels noch vorangetrieben.

Muskelkater kann ganz schön weh tun. Der Muskel – und sein Besitzer! – sind deshalb für eine fein dosierte Schröpfbehandlung der schmerzenden Partien dankbar. Die Schröpfinstrumente sollten, wie bei den akuten Muskelverspannungen, die ersten beiden Male der Anwendung um den Herd herum gruppiert werden und die schmerzenden Stellen selbst zunächst aussparen. Ab dem dritten Mal, d. h. in diesem Fall, ab dem dritten Tag, kann auch der schmerzhafte Strang selbst per Schröpftherapie behandelt werden.

Haben sich durch das Übertraining sogar Muskelkontrakturen gebildet, verfährt man wie bei den Muskelverspannungen (s. S. 48–49)!

• **Verletzungen/Verletzungsfolgen**

Jeder Sportler sollte die PECH-Regel kennen: Pause, Eis, Compression und Hochlagerung der betroffenen Gliedmaßen.

Eine Sportverletzung geht stets mit Gefäßzerreißungen einher, gleichgültig, ob es sich um eine Prellung, eine Verstauchung oder gar eine offene Verletzung handelt. Bei geschlossenen Verletzungen blutet es in das umgebende Gewebe ein, die betroffene Stelle schwillt an und entwickelt einen sichtbaren Bluterguss. Die Beweglichkeit ist schmerzhaft eingeschränkt, und das ist auch gut so, denn damit schützt sich der Körper vor weiteren, unvernünftigen Belastungen; er erzwingt eine „Pause". Mit dem Eis, rechtzeitig eingesetzt, wird erreicht, dass sich die verletzten Gefäße zusammenziehen und der Blutverlust ins Gewebe sich in Grenzen hält.

Demselben Ziel dient auch die Compression, ebenso die Hochlagerung: Übe ich Druck von außen auf das verletzte Gewebe aus, kann sich die Schwellung von vorneweg nicht so stark ausbilden, und die Hochlagerung erleichtert schlicht, der Schwerkraft folgend, das Wiederabfließen der gestauten Flüssigkeit.

Im akuten Stadium einer Sportverletzung ist jegliche physikalische Maßnahme direkt an der verletzten Stelle untersagt, da sie nur zu weiterer Einblutung ins Gewebe führen würde.

Die Schröpftherapie kann dennoch schon in diesem Stadium zur Genesung beitragen, vor allem in Form der sog. Saugwellentherapie (s. Kap. 2, 5.). Mit ihr lässt sich das Gewebe oberhalb der Verletzung hervorragend entstauen und dadurch besser aufnahmefähig machen für die Gewebetrümmer, Abbauprodukte des Blutes usw., die in den nächsten Tagen von unten her anfluten.

> **FÜR DEN MEDIZINER:**
> Nach Operationen und Verletzungen sollten Sie die ausleitende Wirkung des Schröpfverfahrens, besonders an den Extremitäten, mit einer manuellen Lymphdrainage kombinieren. Nach der entstauenden Maßnahme sollte für mindestens eine Woche ein Kompressionsverband angelegt oder ein Kompressionsstrumpf angezogen werden, den der Patient nach einigen Tagen nachts weglassen kann.

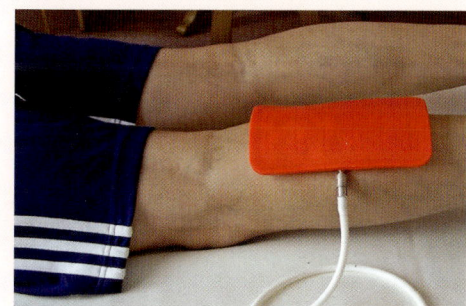

Abb. 49: Beispielhafte Behandlung einer Wadenprellung

Nach etwa sieben Tagen sind die Gefäße so weit geheilt, dass eine Schröpf-behandlung keine erneute Blutung provoziert. Nun kann vorsichtig mit dem Schröpfen begonnen werden, nicht direkt im Zentrum, sondern, wie bei den Muskelverspannungen, zunächst sich von außen nach innen vor-tastend. Die entstauende Saugwellenbehandlung sollte derweil fortge-führt werden. So lässt sich die Abschwellung und Heilung der Verletzung entscheidend beschleunigen.

Nach langwierigen Verletzungen muss der Körper manche Bewegungsab-läufe erst wieder neu erlernen. Erschwerend dabei ist die Tatsache, dass die Muskulatur durch die Verletzungspause an Masse verloren hat und vorsichtig neu aufgebaut werden muss.
Nun ist ein aktives Anwärmen der Muskeln vor der Belastung noch viel wichtiger als im Normalzustand, denn die geschwächten Muskeln sind für Zerrungen natürlich besonders anfällig.
Der Sportler sollte sich nun in die Hände eines erfahrenen Sportarztes oder Physiotherapeuten begeben, der die Schröpftherapie klug in die Be-handlung einbaut, nämlich da, wo Trainingsschmerzen gelindert und die Durchblutung gesteigert werden müssen. Die Schröpfbehandlung kann behutsam Defizite der körpereigenen Reaktion so lange ausgleichen, bis diese wieder wie selbstverständlich in geordneten Bahnen abläuft.

Die idealen Applikatoren für den „sportlichen" Einsatz sind die doppelten Minimatten, die wir bereits im Kapitel über die Techniken des Schröpfens kurz beschrieben haben. Sie wirken wie ein TENS-Gerät (= Elektrostimu-lationsgerät), aber eben ohne den Körper mit Stromstößen zu traktieren. Richtig eingesetzt, können diese kleinen, paarweise arbeitenden Saug-matten durch Sport bedingte Schmerzen lindern, die Muskelentspannung

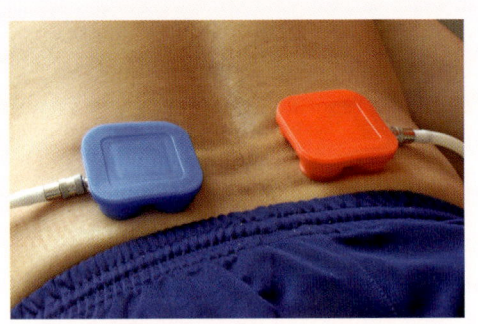

Abb. 50:   Behandlung von dominaten Wirbeln
           durch unterschiedlich harte Matten

fördern und – auf dem Reflexwege – die Durchblutung der Muskulatur fördern. Dies führt zu einer allgemeinen Leistungssteigerung und „besseren Form", gleichgültig ob beim Spitzensportler oder im Breitensport. Jeder Sportler kennt seine „neuralgischen Punkte". Die beiden Minimatten werden – sowohl vorbeugend als auch nach der sportlichen Belastung – an diesen Stellen folgendermaßen angesetzt: Eine Minimatte, in Richtung auf das Herz gesehen, direkt vor der zu behandelnden Zone (proximal), die zweite Minimatte dicht dahinter (distal).

Besonders vor Belastung – oder, wenn keine allzu starken Schmerzen vorliegen, auch danach – spricht nichts dagegen, die Minimatten direkt auf den betreffenden Bereich aufzusetzen und dort über mehrere Minuten zu schröpfen.

3. Herz-Kreislauf-System

Erkrankungen des Herz-Kreislauf-Systems sind, dies sei hier eindringlich gesagt, die Domäne des Arztes/erfahrenen Therapeuten. Viele Menschen sterben an den Folgen ihrer Herz-Kreislauf-Erkrankung, man denke nur an die Volkskrankheit Herzinfarkt oder den Schlaganfall, der viele Menschen, schon in jungen Jahren, zu Pflegefällen macht.

Die Ursachen dafür sind bekannt; sie lassen sich allesamt auf unsere ungesunde Lebensweise zurückführen: Bewegungsmangel, Übergewicht, Überernährung bis hin zur Fettsucht, Zuckerkrankheit, Fettstoffwechselstörungen und Gicht. Durch mäßiges Essen, Vermeidung tierischer Fette, vermehrten Verzehr vitamin- und ballaststoffreicher Nahrung mit geringem Fleischanteil und regelmäßige Bewegung lassen sich die Herz-Kreislauf-Krankheiten drastisch vermindern, wie einschlägige, renommierte Studien zeigen.

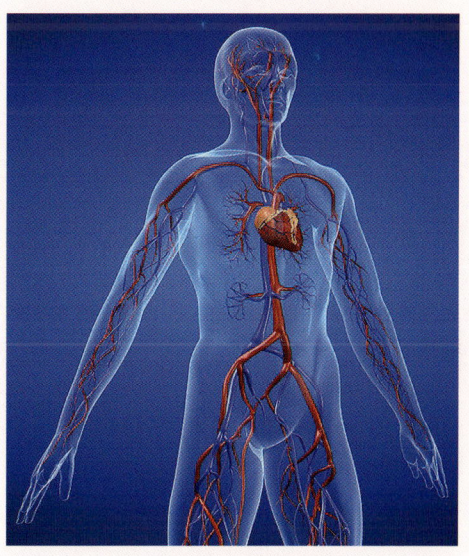

Abb. 51: Das Herz-Kreislauf-System

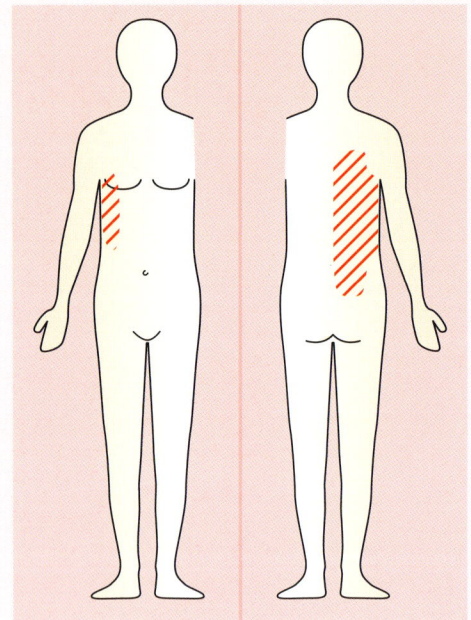

Abb. 52

Natürlich kämpft auch die Schröpftherapie im Hinblick auf diese Forderungen eine aussichtslose Partie, dennoch kann sie im individuellen Fall durchaus weiterhelfen.

• **Hoher Blutdruck/Hypertonie**

Dieses Krankheitsbild ist Dreh- und Angelpunkt der meisten ernsten Herz-Kreislauf-Erkrankungen. Der Blutdruck muss unbedingt in normale Regionen abgesenkt werden, will man seinen Patienten eine zumindest durchschnittliche Lebenserwartung möglich machen.

Die Hypertonie ist die Domäne des blutigen Schröpfens, bei dem man pro Anwendung etwa 250 ml Blut entzieht, und dies ein- bis zweimal pro Monat. Zielorte der Therapie sind Rücken und seitlicher Brustkorb (s. Abb. 52).

• **Niedriger Blutdruck/Hypotonie**

„Die gesündeste aller Krankheiten ...", wie unser Anatomieprofessor zu sagen pflegte, denn ein niedriger Blutdruck ist weit weniger belastend für Herz und Gefäße als ein hoher. Dennoch kann den betroffenen Patienten ihr Leben zur Qual werden, wenn sie antriebslos und depressiv sind, ihnen schwarz wird vor Augen und schwindlig, was vor allem nach schnellem Aufstehen passiert und eine Mangeldurchblutung des Gehirns anzeigt.

Die physikalische Medizin macht sich zur Aufgabe, diesen Kranken den normalen Aktionsradius zurückzugeben und den Blutdruck auf ein Maß anzuheben, dass die Organdurchblutung, vor allem die des Zentralen Nervensystems, zu jeder Zeit gewährleistet ist.

Diesem Ziel dienen vor allem roborierende, d.h. abhärtende Maßnahmen, Sport und regelmäßige, leichte Mahlzeiten.

In dieses Aktivierungskonzept kann auch die Schröpfbehandlung gewinnbringend eingebaut werden. Behandlungsorte sind wiederum der Rücken längs der Wirbelsäule, der Brustkorb seitlich und von vorne sowie die Beine (s. Abb. 53). Warum die Beine? Weil das Blut des Hypotonikers oft in den erschlafften Beingefäßen „versackt". Die Schröpfbehandlung vor allem mit den schonend wirkenden Saugmatten an Unter- und Oberschenkeln kann zusammen mit kalten Kneipp'schen Güssen mithelfen, die ausgeweiteten Venen zu stabilisieren und zu tonisieren. Das hier „eingesparte" Blut steht dann für eine verbesserte Zirkulation des übrigen Körpers zur Verfügung.

- **Arterielle Durchblutungsstörungen/Arteriosklerose**

Bei der Arteriosklerose haben die oben aufgezählten Negativfaktoren das Gefäßsystem so nachhaltig geschädigt, dass es seiner Aufgabe, alle Gewebe gleichmäßig mit Blut zu versorgen, nicht mehr in vollem Umfang nachkommen kann. Das liegt an den Verengungen in den versorgenden Arterien, die zunächst aus fettreichen Ablagerungen in und an der Gefäßinnenwand bestehen, die später durch Kalkeinlagerungen verhärten. Besonders augenfällig werden die Folgen der Arteriosklerose beim sog. Raucherbein.

Die Gefäßverengungen sitzen hier meist im Beckenbereich und führen zu einer massiven Minderdurchblutung der Beine. Diese äußert sich darin, dass der Betroffene nicht in der Lage ist, mehr als nur einige Schritte ohne Schmerzen zurückzulegen. Die Durchblutung reicht in den milderen Stadien gerade aus, das Bein in Ruhe zu ernähren, nicht jedoch für eine Belastung, die länger als wenige Minuten dauert. Bei Fortschreiten

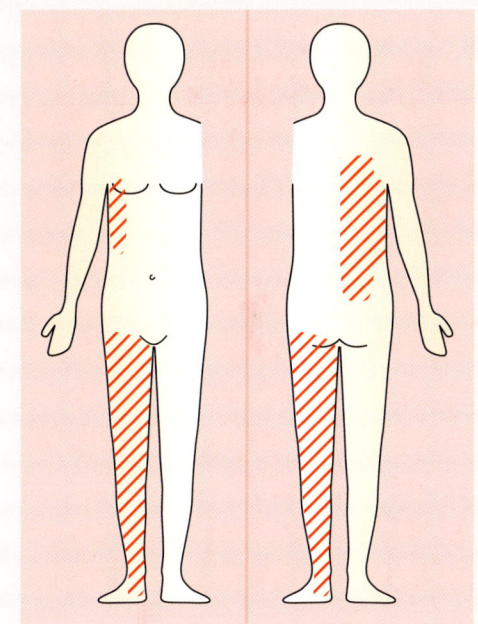

Abb. 53

FÜR DEN MEDIZINER:
Knifflig ist die Schröpfbehandlung von arteriellen Geschwüren. Es ist dringend geboten, die Kapillardurchblutung der Haut durch Schröpfen zu verbessern. Aber durch Stenosierung der Strombahn steht oft nicht einmal dafür genügend Blutvolumen pro Zeiteinheit zur Verfügung. Unser Rat: Führen Sie einen Test durch und beobachten Sie, wie die Haut reagiert. Rötet sie sich ohne dass die Umgebung abblasst, ist die Behandlung von Nutzen, erfolgt eine allgemeine Abblassung, sollten Sie lieber davon Abstand nehmen.

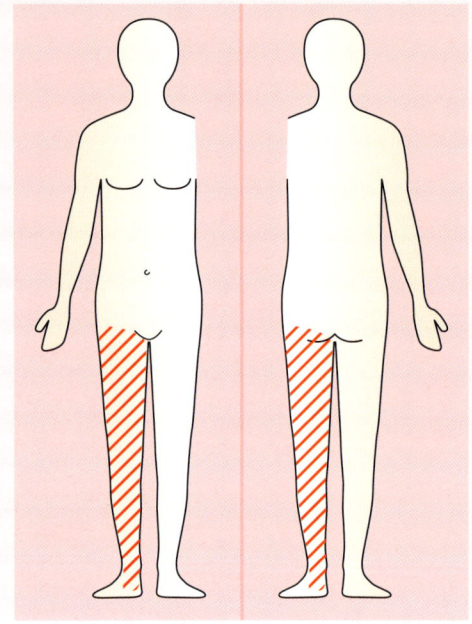

Abb. 54

des Prozesses reicht das Blutangebot nicht einmal mehr aus, um das Bein in Ruhe zu versorgen. Es bilden sich die gefürchteten Geschwüre vorwiegend an den Füßen/Zehen, die nicht mehr abheilen wollen. Oftmals sind Amputationen notwendig, um den Patienten das Leben zu retten.

Therapeutisch steht vor allem das Gehtraining im Vordergrund, das in enger Konsultation mit dem verantwortlichen Arzt vorsichtig eingesetzt werden sollte.

Wir empfehlen bei diesem Krankheitsbild die Verwendung der sehr sanft wirkenden Silikonsaugmatten, da wir damit weniger Verletzungen riskieren als z. B. mit Schröpfgläsern. Ziel der Schröpfmattenbehandlung ist die Durchblutungssteigerung an der Not leidenden Haut und eine gewisse (vorsichtige!) Abhärtung derselben.
Der Therapeut muss sich aber zu jeder Zeit der Tatsache bewusst sein, dass er die Mehrdurchblutung des einen Hautabschnittes einem anderen Hautabschnitt wegnimmt, da ja insgesamt Mangeldurchblutung herrscht. Die Schröpfbehandlung darf also ausschließlich in Kombination mit insgesamt durchblutungsfördernden Maßnahmen wie dem Gehtraining oder nach einer Operation mit Ausschälung der Engstelle unterstützend eingesetzt werden.

- **Erkrankungen der Herzkranzgefäße – Koronare Herzkrankheit/ Angina pectoris**

Was an den Beingefäßen zum „Raucherbein" führt, das verursacht an den Herzkranzgefäßen die sog. Koronare Herzkrankheit oder Angina pectoris. Der Herzmuskel arbeitet von allen Körpergeweben weitaus am schwersten und muss deshalb ständig mit frischem Blut versorgt werden. Bilden sich Engstellen in den dafür zuständigen Herzkranzgefäßen, treten in aller Regel sofort die bekannten Warnsignale mit Schmerzen über der Herzgegend, ausstrahlend in Kiefer oder Arm, auf. Unbehandelt führt die Krankheit oft zum Herzinfarkt.

Von der Schröpftherapie werden bei dieser Krankheit erstaunliche Erfolge berichtet. Offensichtlich gelingt es auch hier auf reflektorischem Wege, Erweiterungsreserven der betroffenen Herzkranzgefäße auszuschöpfen. Dem Ausbreitungsgebiet des typischen Angina-pectoris-Schmerzes entsprechend setzt man die Schröpfinstrumente über der Herzgegend, an der vorderen Schulter oberhalb und unterhalb des Schlüsselbeines sowie am Schultergelenk hinab bis zur Mitte des Oberarmes ein. Der Therapeut sollte den Patienten dabei genau im Auge behalten und die Behandlung beim Auftreten eines Angina-pectoris-Anfalles sofort unterbrechen, um sie später, nach zwei Tagen, in reduzierter Dosis erneut zu beginnen.

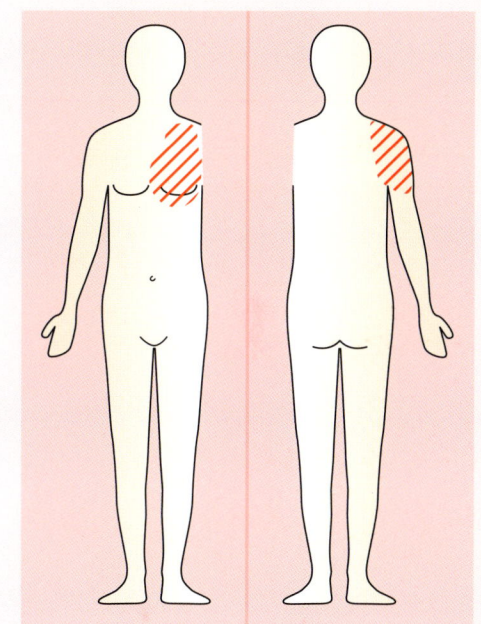

Abb. 55

• Herzschwäche/Herzinsuffizienz
Durch fortschreitende Verengung der Koronararterien, häufiger aber durch einen hohen Blutdruck, kommt es im Laufe der Jahrzehnte zu einem Nachlassen der Herzleistung. Das Herz geht vor dem hohen Blutdruck „in die Knie". Ist dieses Stadium einmal erreicht, muss sehr gut überlegt werden, welche Therapie dem Kranken wirklich nützt und welche ihn nur belastet. Wie beim niedrigen Blutdruck kommt es zur Mangeldurchblutung aller Gewebe des Körpers, nur in viel dramatischerem Ausmaß. Die Kunst besteht darin, den Patienten schonend zu aktivieren ohne sein Herz zu überanstrengen. Dadurch geben wir ihm die Möglichkeit zur Teilnahme am normalen Leben zurück. Damit ist klar, dass die Schröpfbehandlung auch hier nur in enger Koordination mit dem behandelnden Arzt erfolgen darf.

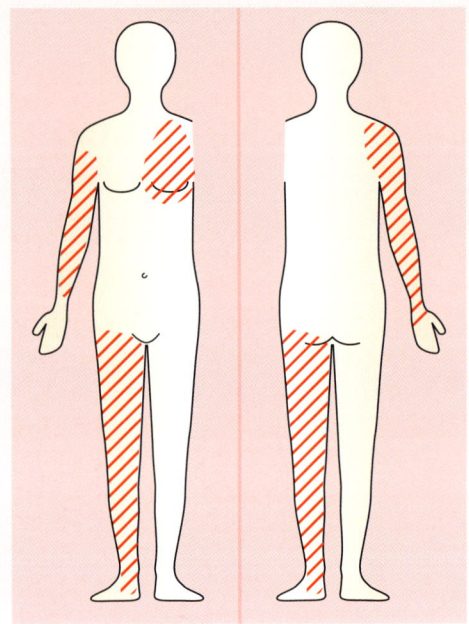

Abb. 56

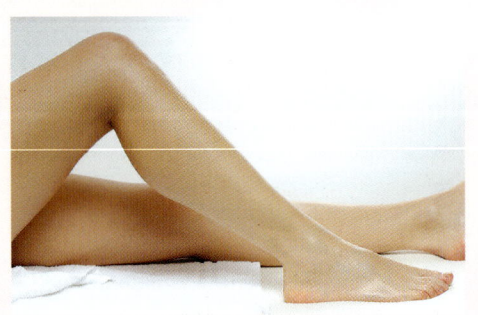

Abb. 57

Das Schröpfen verfolgt bei der Herzschwäche allgemeinkräftigende Ziele und ist deshalb nicht an einen bestimmten Einsatzort gebunden. Wir empfehlen dieselben Schröpfstellen wie bei der Angina pectoris beschrieben, ergänzt durch vorsichtiges und mild abgestuftes Schröpfen an Armen und Beinen.

• Venenerkrankungen

6–8 Millionen Bundesbürger leiden, je nach Definition, an Venenschwäche mit der Folge Krampfadern, davon haben 1,5–2 Millionen ein offenes Bein, lateinisch Ulcus cruris. Die Venenschwäche ist angeboren, genauer, das schwache Bindegewebe, ursächlich auch bei Hämorrhoiden, Eingeweidesenkungen, Spreiz- und Plattfüßen. Provoziert wird der Ausbruch des Leidens wiederum durch Bewegungsmangel, es kommt aber auch häufig als Verletzungsfolge vor. Muss z. B. ein Bein verletzungsbedingt lange ruhig gestellt werden, entwickelt sich im tiefen Venensystem oft ein Gerinnsel, die gefürchtete tiefe Venenthrombose. Wenn sie sich löst und durch die untere Hohlvene zum Herzen wandert, kann sie zu einer Lungenembolie mit tödlichem Ausgang führen.

Bleibt sie aber in der Beinvene liegen, blockiert sie nachhaltig den Blutabfluss und wächst nach einigen Tagen ein. Dann muss sich das rückfließende Blut einen anderen Weg suchen, nämlich den über die oberflächlichen Hautvenen. Diese sind der zurückströmenden Blutmenge nicht gewachsen, sacken deshalb aus, schlängeln sich und bieten nach wenigen Monaten das altbekannte Bild der Krampfadern.

Eine neue Dimension erreicht das Leiden, wenn die Aussackungen dazu führen, dass die Venenklappen nicht mehr richtig schließen. Dann lastet das Gewicht der gesamten Blutsäule von der Leiste bis zu den Knöcheln auf der Gefäßwand und der umgebenden Haut. Blut und Lymphe treten ins umgebende Gewebe aus, Schlackenstoffe können nicht mehr aufgesogen und abtransportiert werden. Schließlich bricht die Haut auf und versucht, den Gewebeabfall nebst überschüssigem Wasser über den Geschwürsgrund loszuwerden.

Die venöse Geschwürskrankheit ist also immer mit einer Stauung von Blut und Lymphe vergesellschaftet, und hier vermag die Schröpfbehandlung wirksam zu helfen. An der verletzlichen Haut im Bereich der Krampfadern selbst ist jede Massage, auch das Schröpfen, untersagt. Zielpunkt unserer Maßnahme ist vielmehr die Region unterhalb des Gesäßes und unterhalb der Leiste. Alle zwei Tage behandelt man über zehn Tage hinweg am besten beide Beine gleichzeitig, dann lässt man dem Körper eine Woche Pause und beginnt erneut mit der Behandlung.

Durch das Schröpfen lässt sich die Entstauung des belasteten Gewebes vorantreiben. Noch besser gelingt dies durch die Saugwellenmassage, die aber keinesfalls zu nah am Krampfadergeschehen beginnen darf, denn durch die Seitwärtsbewegung ist diese Therapieform doch deutlich eingreifender als das reine Schröpfen am Ort. Beginnen Sie also mit dieser Schröpfmassage stets mehr als vier Querfinger oberhalb des letzten sichtbar krampfaderartig veränderten Gefäßabschnittes!

- **Lymphödem**

Das Lymphödem, eine krankhafte Ansammlung von Gewebewasser in Armen oder Beinen, ist oftmals eine Begleiterscheinung von Venenerkrankungen, kommt aber auch isoliert vor. Die Ursachen sind vielfältig, z. B. als Folge angeborener Missbildungen des Lymphgefäßsystems oder von stattgehabten Entzündungen wie Erysipel/Wundrose. Die Schwellungen

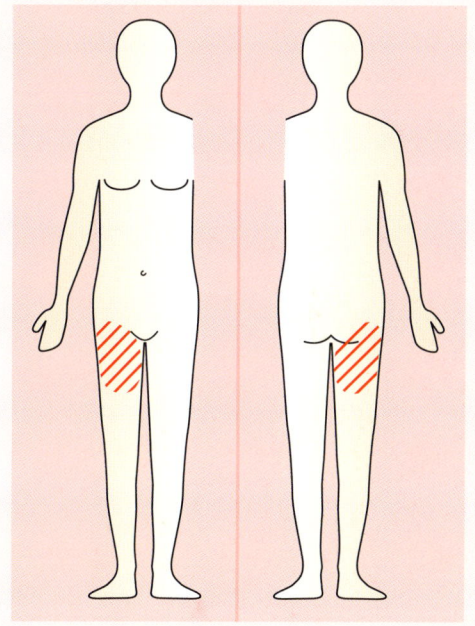

Abb. 58

FÜR DEN MEDIZINER:
Mit gezielter Schröpfbehandlung können Sie rund um das Ulcus cruris die Dermatoliposklerose etwas erweichen und dadurch die Versorgungssituation der Haut verbessern. Mit speziellen Folien können Sie auch eine Unterdruckbehandlung des Geschwüres selbst versuchen. Dabei wird der Ulcusgrund mit einer aufsaugenden Schaumstoffauflage abgedeckt. Günstig ist ein intermittierend wechselnder Unterdruck, um das infizierte Sekret abzusaugen und einen Anschub zur Bildung von Granulationsgewebe zu geben.

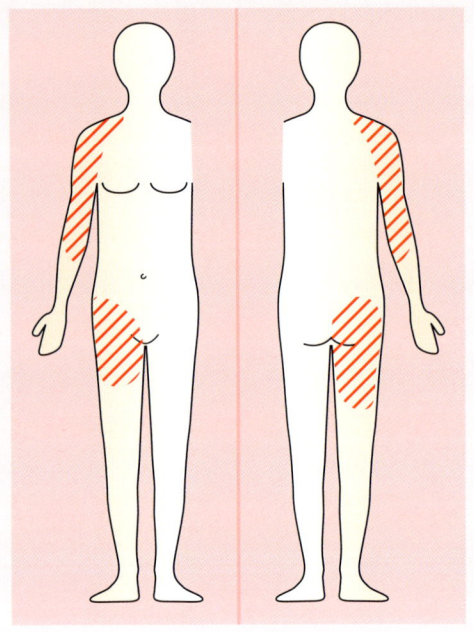

Abb. 59

können groteske Ausmaße erreichen, man spricht dann von sog. Elephantiasis.

Erfolg versprechen nur entstauende physikalische Maßnahmen, z. B. die intermittierende Kompression mit von außen lamellenförmig auf das Gewebe drückenden Manschetten und, am wichtigsten, die forcierte manuelle Ausstreichung durch den geübten Masseur.

Die Schröpftherapie kann diese Bemühungen unterstützen, indem sie in den Gewebeabschnitten proximal, d. h. herzwärts, der ödematösen Veränderungen für Entlastung sorgt, also an Oberarmen/Schultern, bei geschwollenen Unterarmen und kurz vor der Leiste, der Hüfte und dem Gesäß bei geschwollenen Beinen. Die Schwellungen selbst sollten dem kundigen Griff des lymphologisch fortgebildeten Masseurs überlassen werden. Die Gefahr, eine schlecht heilende Verletzung zu provozieren, ist an dieser empfindlichen Haut einfach zu groß.

4. Atmung

Einige Therapeuten halten die Erkrankungen der Atemwege für das eigentliche und wichtigste Einsatzgebiet der Schröpftherapie. Die Erfahrung zeigt nämlich, dass die reflektorische Tiefenwirkung des Schröpfens an den Atmungsorganen besonders gut zur Entfaltung kommt.

• Akute Bronchitis

Sie geht häufig als Komplikation aus einer fieberhaften Erkältung hervor und quält den Betroffenen mit Atembeschwerden, schleimigem Auswurf und Husten. Therapeutisches Ziel ist die Erweiterung der Bronchien und die Verflüssigung des zähen, keimbelasteten Sekrets, damit es möglichst rasch nach außen drainiert und abgehustet werden kann.

Wir unterstützen diesen Vorgang durch großflächiges Schröpfen mit bis zu 30 Schröpfgläsern oder entsprechend großen Saugmatten, abwechselnd an vorderer und hinterer Brustwand.

- **Chronische Bronchitis/Emphysem**

Obwohl es sich nach neuerer Erkenntnis um zwei grundverschiedene Krankheitsbilder handelt, werden sie an dieser Stelle gemeinsam besprochen, da ihre Therapie mittels Schröpfen doch sehr ähnlich ist.

Die chronische Bronchitis ist überwiegend eine Folge inhalativen Zigarettenrauchens. Hauptproblem sind die verdickten Schleimhäute, die überempfindlichen, zur Kontraktion neigenden Bronchien und das zähe Sekret, das sich in der Peripherie der Lunge ansammelt. Der Zigarettenrauch hat bei dieser Erkrankung den körpereigenen Transportmechanismus der feinen Flimmerhärchen, die stets Richtung Stimmritze schlagen, zerstört. Der Schleim kann nun nicht mehr wie auf einem Förderband nach oben transportiert und ausgeschieden werden. Seine Fliegenfängerfunktion ist nutzlos geworden, denn die von ihm eingefangenen Schadstoffe, Rußpartikel usw. können die Lunge nur noch schwer verlassen.

Beim Emphysem, der Lungenüberblähung, kommen noch weitere krankmachende Faktoren hinzu, v. a. der Mangel an bestimmten Enzymen, die der Selbstverdauung der Lungenbläschen entgegenwirken sollen. Dadurch schließen diese sich nämlich zu großen Blasen zusammen, die den Gasaustausch nicht mehr voll gewährleisten können.

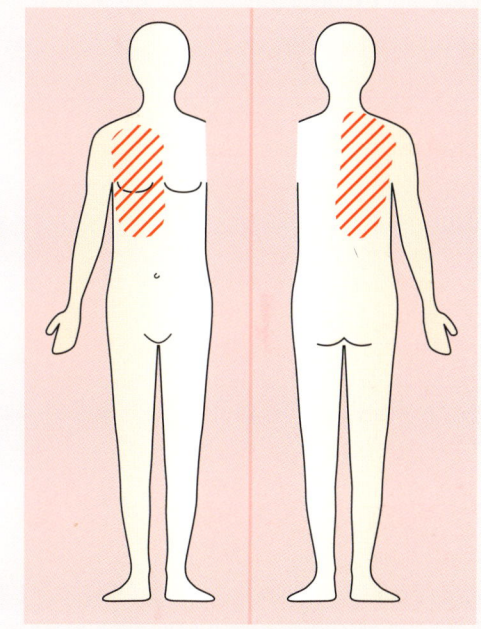

Abb. 60

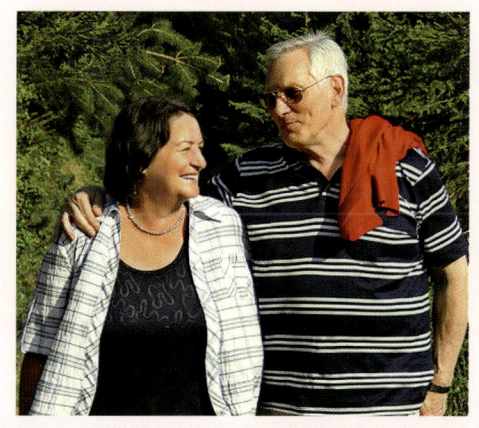

Abb. 61

Bei der chronischen Bronchitis muss man mit der Schröpfbehandlung ordentlich „rangehen", darf dann aber auf deutliche Linderung der Symptome hoffen. Anwendungsmodus und -orte sind dieselben wie bei der akuten Bronchitis beschrieben. Einmal pro Woche schröpft man den Kranken zunächst am Rücken, dann an der Brust und dies über ca. zwei Monate hinweg. Dann gönnt man dem Körper zwei Wochen Pause und beginnt die Behandlung erneut. Sie sollte kurmäßig über mindestens ein halbes Jahr fortgeführt werden. Bemerkt man ein deutliches Ansprechen der Therapie, kann man die Behandlungsabstände auf zwei bis drei Wochen verlängern.

- **Asthma bronchiale**

Das Bronchialasthma wird sehr oft durch eine Allergie ausgelöst oder aufrechterhalten. Körpereigene Botenstoffe führen zum anfallsartigen Zusammenziehen der kleinen Bronchien. Dadurch wird die zuvor eingeatmete Luft in den Lungen eingesperrt. Die Produktion eines zähen Sekrets verschärft die Situation im Anfall noch weiter.

In den letzten Jahrzehnten hat die forschende Medizin erkannt, dass beim Asthma nicht so sehr die Überempfindlichkeit der Bronchialmuskulatur im Vordergrund steht, sondern die begleitende Entzündung. Sie ist verantwortlich für die fortschreitende Zerstörung intakter Lungenstrukturen und letztlich für den Verlauf entscheidend. Das Schröpfen setzt beim Asthma bronchiale sein ganzes Arsenal an Möglichkeiten ein:

- Umstimmung mit dem Ziel der Entzündungsdämpfung
- Reflektorische Beeinflussung mit dem Ziel der Weitstellung verengter Bronchien
- Verbesserung der Blutzirkulation mit dem Ziel einer Entlastung von gestautem Blut

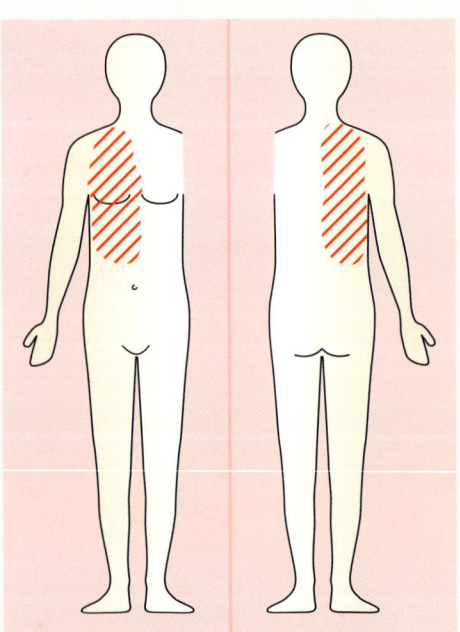

Abb. 62

Der Asthmaanfall ist eine der wenigen akuten Situationen, wo das Schröpfen zur Anwendung kommen kann, allerdings nur unter Aufsicht des Therapeuten. Gelingt der rechtzeitige Einsatz der Schröpfinstrumente, kann das Anfallsgeschehen kupiert, d. h. beendet werden. Zielgebiete der Schröpfbehandlung sind wiederum die gesamte Fläche des hinteren und vorderen Brustkorbes, zusätzlich die Region um den Halsansatz.

- **Lungenentzündung/Pneumonie und**
  Rippenfell-/Lungenfellentzündung/Pleuritis

Stets durch Keime, also Viren, Bakterien, und in seltenen Fällen auch durch Pilze verursacht ist die Lungenentzündung. Über eine 3/4 Million Bundesbürger fangen sich pro Jahr eine Pneumonie ein, die in den meisten Fällen, auch ambulant zuhause im eigenen Bett, folgenlos ausheilt. Für ältere, geschwächte Menschen und kleine Kinder kann sie hingegen durchaus gefährlich werden. Die Lungen- und Rippenfellentzündung ist meist eine Folgeerkrankung der Lungenentzündung. Bei der „trockenen" Form reiben die beiden Schleimhäute bei jedem Atemzug gegeneinander, was äußerst schmerzhaft ist und der Arzt mit dem Stethoskop hören kann. Bei der „feuchten" Form schwitzen Lungen- und Rippenfell Lymphe aus, die sich zwischen beiden Blättern sammelt und das Lungenvolumen einengt.

Pneumonie und Pleuritis lassen sich durch die Schröpfbehandlung günstig beeinflussen. Die reflektorische Mehrdurchblutung des Lungengewebes unter der geschröpften Haut beschleunigt die Elimination der krank machenden Eindringlinge, ganz besonders bei bettlägerigen Patienten. Werden diese nicht regelmäßig mobilisiert, entwickeln sich in den tiefer gelegenen Lungenabschnitten Stauungen von Blut und Lymphe bei zunehmend schlechterer Durchblutung und Belüftung – ein ideales Nährmedium für die gefährlichen Erreger.

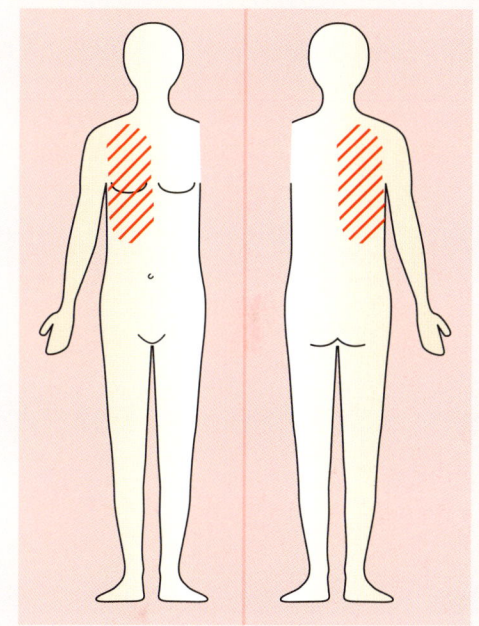

Abb. 63

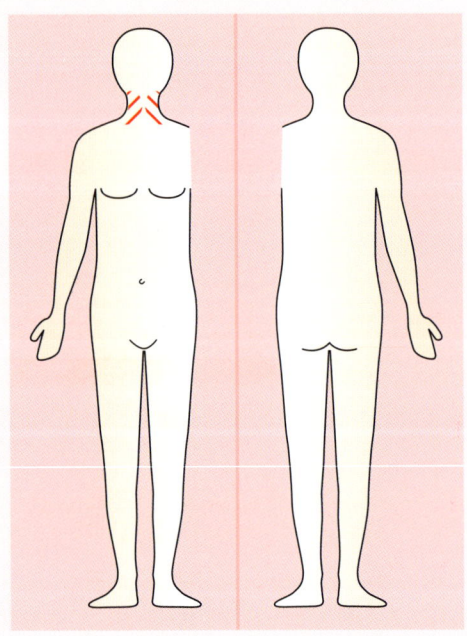

Die Schröpftherapie bringt sämtliche Selbsthilfemöglichkeiten der Lunge in Schwung, nicht nur die Durchblutung, sondern auch wieder das Abhusten der gestauten Flüssigkeit und die Belüftung vorher vernachlässigter Lungenbereiche.

Der Anwendungsort richtet sich nach dem Sitz des Herdes. Bei der sog. Lobär-Pneumonie ist nur ein Lungenlappen von der Entzündung betroffen, und über diesem sollte man auch schröpfen, am besten von der seitlichen Brustwand her (s. Abb. 63). Dasselbe gilt auch für die Pleuritis.

5. Hals-Nasen-Ohren-Erkrankungen

Die Behandlung der HNO-Erkrankungen ähnelt in Vielem der zuvor beschriebenen Therapie der Atmungsorgane, sind sie doch von derselben Schleimhaut ausgekleidet. Der Unterschied besteht darin, dass wir an Kopf und Hals deutlich weniger Angriffsfläche für das Ansetzen unserer Schröpfinstrumente haben. Im Gegensatz zum robusten Brustkorb handelt es sich hier um überwiegend zartes Gewebe, das entsprechend vorsichtig behandelt werden muss; man denke nur an Gesicht oder Hals.

- **Entzündungen im Halsbereich**
- Bei der Kehlkopfentzündung/Laryngitis, häufige Komplikation eines fieberhaften grippalen Infektes, setzt man Schröpfgläser kleinen Durchmessers oder kleinflächige Saugmatten links und rechts von Kehlkopf und Luftröhre auf die seitlichen Halspartien auf und behandelt über maximal fünf Minuten, bei Kindern lediglich drei Minuten.

Kinder mit akuter Entzündung des Kehldeckels, der gefürchteten Epiglottitis, müssen sofort unter notärztlicher Begleitung ins Krankenhaus

Abb. 64

und intubiert werden, da sie durch unsachgemäße Manipulationen einen akuten Kreislaufstillstand erleiden könnten.

Wenn Sie sich also unsicher sind, ob Ihr Kind eine Epiglottitis hat – erkennbar an kloßiger Sprache und hohem Fieber – holen Sie bitte lieber einmal mehr als zu wenig den Notarzt!

- Die banale Hals-/Rachenentzündung/Pharyngitis wird ebenso behandelt wie die Kehlkopfentzündung, mit dem Unterschied, dass man die Ansatzpunkte bis zum Kinnwinkel/Mundboden hin ausdehnt.

- Dasselbe gilt auch für die Mandelentzündung/Tonsillitis. Um sie adäquat zu behandeln, setzt man die Schröpfinstrumente im Winkel zwischen Hals und Kinn bis hinauf unterhalb des Ohres. Schröpfköpfe auf dem Unterkiefer haben hingegen keinen Effekt.

- **Entzündungen der Nasennebenhöhlen/Sinusitis**

Wie alle Erkrankungen des Atemtraktes spricht auch die Sinusitis ausgezeichnet auf die Schröpfbehandlung an. Die Schröpfköpfe werden oberhalb und unterhalb der Augen angesetzt, vor dem Ohr und unterhalb davon sowie kreisförmig im Nacken dicht oberhalb des Schulteransatzes.

Gerade im Gesicht und Halsbereich sollte die Haut vor der Behandlung zur Schonung ihrer empfindlichen Struktur mit einem pflegenden Präparat vorbehandelt werden. Bei akuten Entzündungen lässt es sich nicht vermeiden, dass sich während des Schröpfens Blutergüsse und Extravasate bilden. Erinnern Sie sich an das Kapitel 3 mit dem Hinweis darauf, dass bei akuten Erkrankungen die mitreagierende Haut stets zu Extravasaten neigt.

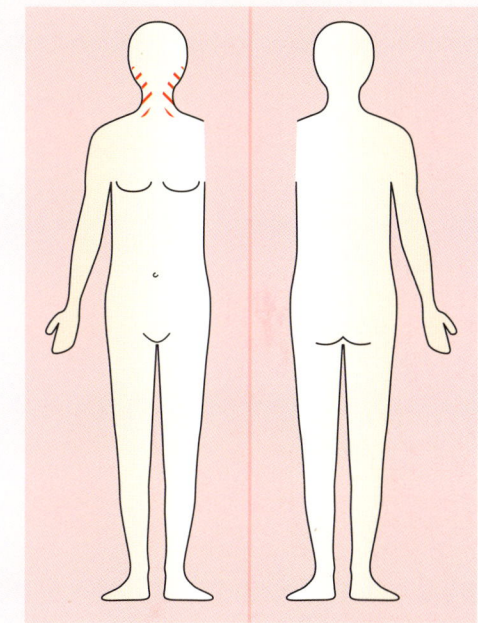

Abb. 65

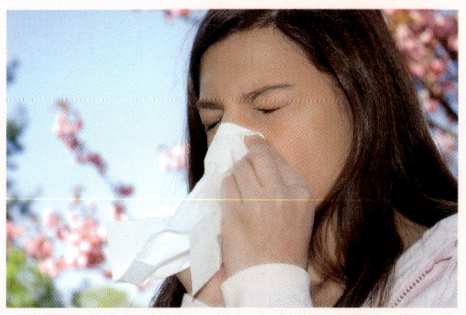

Abb. 66

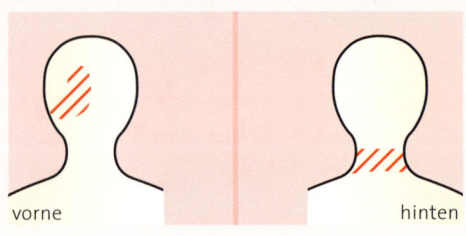

vorne — hinten

Abb. 67

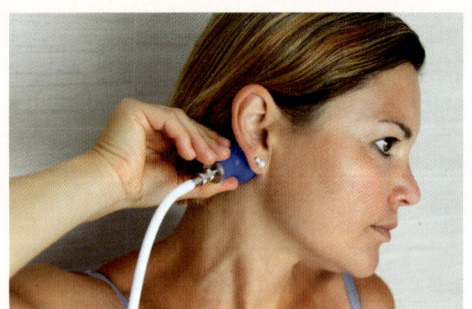

Abb. 68: Beispielhafte Behandlung von Tinnitus mit kleinem Silikonapplikator.

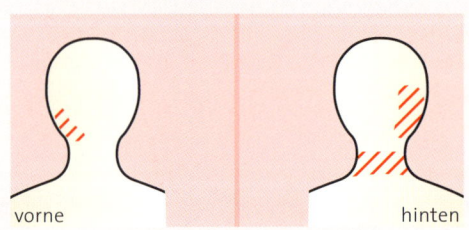

vorne — hinten

Abb. 69

Die blauen Flecken im Gesicht und am Hals sind aus medizinischer Sicht nicht tragisch; wer in dieser Zeit unter die Leute muss, kann an den betroffenen Stellen Make-up auflegen.

- **Mittelohrentzündung/Otitis media**

Auch das Mittelohr, wo sich diese meist bakterielle Entzündung abspielt, gehört noch funktionell zum Atemtrakt und ist deshalb einer wohl dosierten Schröpfbehandlung zugänglich.

Neben der direkten Applikation im Halbkreis vor, unter und hinter dem betroffenen Ohr sollte die zuvor schon erwähnte Grenzlinie zwischen Nacken und Schultern nicht bei der Behandlung vergessen werden, da von dort aus wichtige reflektorische Umschaltungen in Gang gesetzt werden. Im Falle der Mittelohrentzündung führen sie zu einer verstärkten Durchblutung in der Tiefe mit Öffnung der Eustachischen Röhre, so dass das gestaute, oft eitrige Sekret allmählich zum Rachen hin abfließen kann.

An exakt denselben Stellen kommt die Schröpftherapie beim Tinnitus zum Einsatz, diesem chronischen Krankheitsbild mit Ohrgeräuschen, die ihren Träger oftmals in die Verzweiflung treiben.

Die Ursache dieses komplexen Krankheitsgeschehens ist noch weitgehend unerforscht. Klar ist aber immerhin, dass eine vermehrte und verbesserte Durchblutung des Innenohres günstig auf den Verlauf der Krankheit wirkt. Genau hier setzt die Schröpftherapie an und bewirkt mit der intensiven Reizung der zugeordneten segmentalen Reflexzonen eine reflektorische Steigerung der Innenohrdurchblutung.

Bei manchen Patienten gelingt es auch, ihre Aufmerksamkeit durch das Schröpfen vom Ohrgeräusch zeitweise abzulenken, so dass es ihnen gelingt, sich davon zu distanzieren. Die Distanzierung vom Tinnitus ist ein ganz wesentliches Etappenziel der Behandlung, ermöglicht sie doch den Einstieg in das sog. Retraining, gewissermaßen das „Abtrainieren" der Aufmerksamkeit auf das Ohrgeräusch.

6. Verdauungssystem

• Speiseröhrenentzündung/Oesophagitis

Die Speiseröhre transportiert alles, was wir zu uns nehmen, den eingespeichelten Nahrungsbrei, Flüssigkeiten und auch Medikamente oder Tinkturen, die die Schleimhaut dieses hochdehnbaren Organs schädigen können. Zu heiße Getränke und Alkoholika, vor allem „scharfe Sachen", setzen der Speiseröhre ebenfalls zu.

Häufig funktioniert auch der Verschlussmechanismus zwischen Magen und Speiseröhre nicht richtig, so dass saurer Mageninhalt zurückströmen kann. Die Magenschleimhaut ist auf den Kontakt mit Säure gut vorbereitet, nicht aber die Schleimhaut der Speiseröhre, die mit einer chronischen Entzündung reagiert.
Der betroffene Mensch klagt über Sodbrennen. Dauert der Kampf zwischen Speiseröhre und Säure über Jahre und Jahrzehnte, kann sich aus der chronischen Entzündung sogar ein Tumor entwickeln. Die Speiseröhre verläuft tief im Innern des Brustkorbes hinter dem Herzen und ist deshalb durch physikalische Maßnahmen nur indirekt, d. h. wieder nur auf reflektorischem Wege, zu erreichen.

FÜR DEN MEDIZINER:
Beim Schröpfen im Kopf-/Halsbereich haben wir es mit sehr zarter Haut zu tun und oftmals nur wenigen Millimetern Distanz vor der Hautoberfläche bis zum Knochen. Die therapeutische Breite einer jeglichen Massage ist deshalb geringer als z. B. am Rumpf. Dosieren Sie deshalb die Schröpftherapie bitte hinsichtlich Saugstärke, Schröpfzeit und -häufigkeit, zumal am Anfang der Behandlung, vorsichtiger und zurückhaltender. Der für den Therapieerfolg erforderliche Energieeintrag ist hier relativ gering.

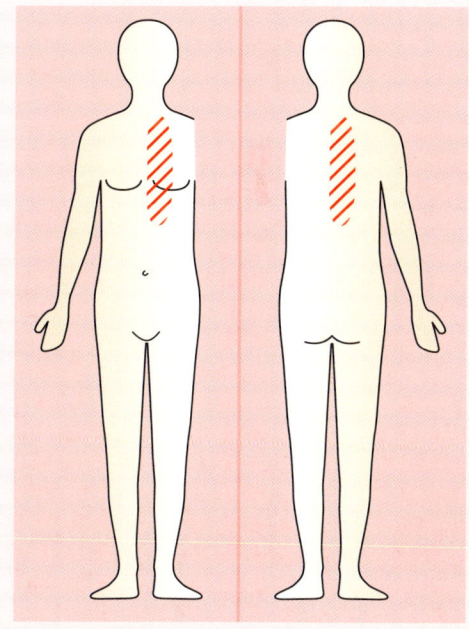

Abb. 70

Zur Behandlung von Sodbrennen, das oftmals auch mit krampfartigen Zuständen des Hohlorgans vergesellschaftet ist, setzen wir unsere Schröpfinstrumente links und rechts des Brustbeines vom Schlüsselbein bis zu seiner Spitze und dann, im zweiten Schritt, auch noch entlang der Brustwirbelsäule von der Oberkante der Schulterblätter bis zum Rippenbogen symmetrisch an. Damit erfassen wir die für die Speiseröhre zuständigen Reflexzonen und bewirken eine verbesserte Durchblutung (Schleimhautschutz!) und Entkrampfung des Organs.

- **Magenschleimhautentzündung/Gastritis**

Alle aggressiven Substanzen, die die Speiseröhre schädigen können, landen im Magen. Die Magenschleimhaut ist durch die spezielle Zusammensetzung ihres Schleimüberzuges zwar sehr widerstandsfähig und kann sich normalerweise gegen Selbstverdauung schützen. Viele Medikamente, in erster Linie Acetylsalicilsäure („ASS") und andere nicht steroidale Antirheumatika („NSAR"), hebeln gerade diesen Schutzmechanismus aus. Zu fettes, scharfes, zu süßes und zu heißes Essen, möglichst mit viel Kaffee und hochprozentigen Spirituosen „eingeweicht", überfordert die natürliche Schutzfunktion der Magenschleimhaut. Es kommt zu einer akuten Entzündung, lateinisch Gastritis. Setzt sich die Entzündung fest, kann sich das typische Magengeschwür bilden. Als Mittäter dingfest gemacht wurde in den siebziger Jahren des letzten Jahrhunderts Helicobacter pylori, ein Bakterium, das in der Magenschleimhaut zwischen den Zellen lebt. Man rückt ihm mit einer Dreier- oder Viererkombination von Antibiotika und Säureblockern zu Leibe.

Erkrankungen der Speiseröhre und des Magens sollten Sie nur über kurze Zeit selbst behandeln; wenn sich die Beschwerden dann nicht gebessert

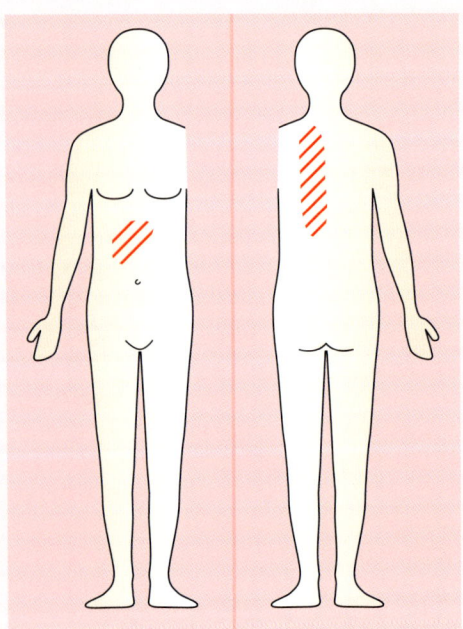

Abb. 71

haben, ziehen Sie bitte einen Arzt zu Rate. Es sollte nicht die Chance verpasst werden, eine ernste Erkrankung dieser Organe im gut behandelbaren Frühstadium zu entdecken.

Die Segmente für die Schröpfbehandlung von Magenbeschwerden liegen, wie bei der Speiseröhre, sowohl an der Rumpfvorderseite als auch am Rücken. Vorne setzen wir die Schröpfinstrumente im sog. Epigastrischen Winkel an, das ist der Bereich unterhalb von Rippenbogen und Brustbein. Am Rücken wählen wir die Segmente Th 1 bis Th 10 links der Wirbelsäule und setzen die Schröpfgläser entsprechend dem Verlauf der Rippen auf die Haut.

Die Schröpfbehandlung kann zwar nicht die Entzündung heilen, wohl aber die Durchblutung in der Schleimhaut verbessern. Vor allem jedoch macht sie sich, wie bei den Speiseröhrenerkrankungen, durch ihre krampflösende Wirkung nützlich, die sofort während der Behandlung einsetzt und dem Patienten spürbare Erleichterung bringt.

- **Reizdarm/Colon irritabile**

Wenige Menschen wissen, dass das Nervensystem unseres Darmes von Zellzahl und Volumen her durchaus neben unser eigentliches Zentralnervensystem gestellt werden kann – ein „zweites Gehirn", wie es ein Neurophysiologe einmal nannte. Notwendig ist diese Steuerungszentrale für den ordnungsgemäßen, koordinierten Ablauf der Darmbewegungen, die den Speisebrei bestmöglich verdauen, Nahrungsstoffe und Wasser extrahieren und ihn dann dem Ausgang zur Ausscheidung zuleiten sollen. Geschieht dies zu schnell, gehen dem Körper zu viele Nährstoffe und Wasser verloren, läuft alles zu langsam ab, bildet sich eine Verstopfung aus und

FÜR DEN MEDIZINER:
Ideal bei Obstipation und Colon irritabile ist eine Kombination aus gezielter Schröpftherapie der Bauchhaut und Colon-Hydrotherapie. Die Schröpfmassage regt die Darmperistaltik von außen gezielt an und mobilisiert dadurch festsitzende Kotreste, die anschließend durch die Darmspülung auf schonende Weise entfernt werden.

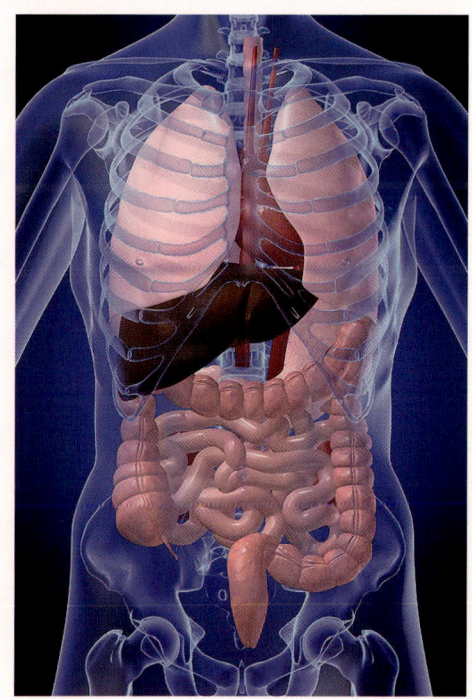

Abb. 72: Der Magen-Darm-Trakt

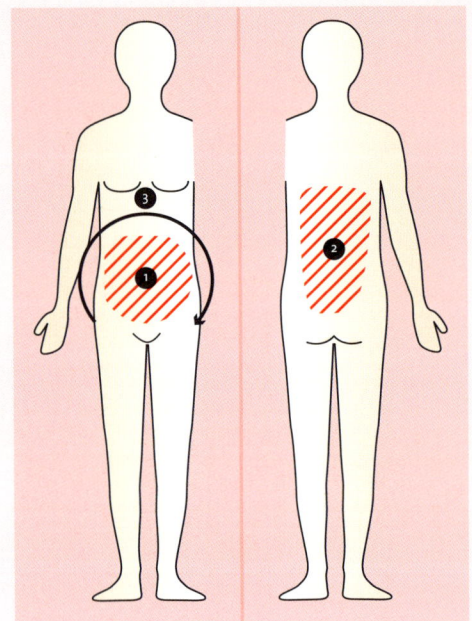

Abb. 73

die zurückgehaltenen Schlacken und Gifte belasten den Stoffwechsel. Ein solch kompliziertes Steuerungssystem ist mannigfaltigen Störungen ausgesetzt, zumal es direkte Verbindungen zu den Bereichen unseres Gehirns aufweist, die für das emotionale Erleben zuständig sind.

Der Darm reagiert sehr sensibel auf psychische Einflüsse und Veränderungen der Umgebung, denken Sie nur an die Folgen von Prüfungsstress mit häufigen WC-Besuchen oder die Auswirkungen einer Urlaubsreise, wo zu Beginn das Gegenteil eintritt.

Bei einigen Mitmenschen scheint die Steuerung der Darmbewegungen noch störanfälliger zu sein und kommt schon bei normaler Belastung mit Nahrung und Stress aus dem Tritt. Beim Reizdarmsyndrom gibt es Hinweise darauf, dass die davon betroffenen Patienten die an sich normale Darmperistaltik als schmerzhaft wahrnehmen. Grund ist eine erniedrigte Schmerzschwelle, deren Ursache bislang unbekannt ist. Der Reizdarm kann mit normalem Stuhlgang, mit Verstopfung (häufiger) und mit Durchfällen (seltener; zuweilen im Wechsel mit Verstopfung) einhergehen. Blutig-schleimige Stuhlauflagerungen gehören nicht zum Krankheitsbild; sie sollten Anlass sein, nach einer chronisch entzündlichen Darmerkrankung oder einem Tumor zu fahnden.

• **Verstopfung/Obstipation**
Die Stuhlverstopfung ist prinzipiell keine gefährliche Krankheit, aber eine sehr lästige, unter der die Lebensqualität deutlich leiden kann. Ursachen sind der oben besprochene Reizdarm, aber auch Bewegungsmangel, Nahrungsumstellung, neue Umgebung und wohl auch der (weibliche) Hormonhaushalt.

Mit vielerlei pflanzlichen und chemischen Präparaten wird versucht, der Verstopfung Herr zu werden, leider oftmals mit dem gegenteiligen Effekt: Der Darm gewöhnt sich an diese sog. Laxantien und wird noch träger. Viel Erfolg versprechender sind eine Umstellung der Ernährung auf faserreiche Nahrungsmittel mit ausreichender Flüssigkeitszufuhr von mindestens 2,5–3 l pro Tag, eine halbe Stunde joggen oder wandern täglich – und natürlich eine fachgerecht durchgeführte Schröpfmassage.

Sowohl Dick- als auch Dünndarm sind der Schröpftherapie gut zugänglich. Wir nutzen auch hier gleichermaßen den Zugang von der Bauchhaut als auch den vom Rücken. Wir empfehlen eine sequentielle Behandlung (s. Abb. 73, 1–3), nämlich zunächst ausgehend vom Zentrum des Bauches mit Ansatz der Schröpfinstrumente rund um den Nabel (1), anschließend am Rücken links und rechts der Wirbelsäule von Wirbel Th 5 bis L 5 (2) sowie, als Drittes, das Schröpfen wieder von vorne, diesmal entlang des „Kolon-Rahmens", wie der Anatom den Dickdarmverlauf nennt (3).

Die beiden erstgenannten Behandlungsschritte dienen der Harmonisierung des Dünndarmes, der mit seinen Schlingen ja praktisch den ganzen Bauchraum ausfüllt, während der dritte Behandlungsschritt auf den Dickdarm zielt.

Auch mit den Applikatoren für die Saugwellenmassage lassen sich Darmprobleme, besonders die Obstipation, bestens behandeln: Der Applikator wird im rechten Unterbauch außen dicht über dem Darmbeinkamm angesetzt. Man lässt ihn kurz festsaugen und löst ihn dann wieder von der Haut, um ihn etwa 3 cm weiter oben, dem Verlauf des Dickdarmes folgend, erneut ansaugen zu lassen. So folgt man Schritt für Schritt dem Dickdarm und erinnert ihn damit an seine Aufgabe! Hier zeigt sich ganz augenfällig, dass die Schröpfbehandlung eine typische Regulationstherapie ist, denn mit ein- und derselben Behandlung gelingt sowohl die Mobilisierung eines trägen Dickdarmes als auch die Beruhigung des überaktiven Organs bei Durchfall. Als Zielstruktur der Schröpfbehandlung steht dabei eindeutig das eingangs erwähnte Bauch-Nervensystem im Vordergrund, das wir über den gezeigten Weg beeinflussen können.

- **Gallenleiden**

Die Gallenblase hat die Aufgabe, die von der Leber gebildete Gallenflüssigkeit einzudicken und zu speichern. Die Gallensäuren sind zur Verdauung von Fett unabdingbar. Registrieren Magen bzw. Zwölffingerdarm Fett im Speisebrei, wird ein Hormon ausgeschüttet, das die Gallenblase zur Kontraktion bringt, so dass genügend Galle zur Fettverdauung verfügbar ist. Die eingedickte Gallenflüssigkeit bildet oft sog. Konkremente, Gallensteine. Diese klemmen sich zuweilen in den ableitenden Gallenwegen fest und führen zur gefürchteten Gallenkolik mit massiven Schmerzen.

Bei einer akuten Gallenkolik sind selbstverständlich Ruhe, feuchtwarme Umschläge auf dem rechten Oberbauch und krampflösende Medikamente angesagt. Ist der akute Anfall vorüber, können die dann noch bestehenden Beschwerden, zumeist leichtere Krampfzustände mit Übelkeit, mittels Schröpfen in den zugehörigen Reflexzonen gut behandelt werden. Bei der Behandlung der Gallenblase wird uns vor Augen geführt, dass viele Organe über mehrere ihnen zugeordnete Reflexsegmente verfügen, nämlich eines direkt in der darüber liegenden Haut und ein weiteres als Fernzone. Bei der Gallenblase ist das erste Segment am rechten Rippenbogen von der Brustbeinspitze bis zur Axillarlinie zu suchen, während das Fern-

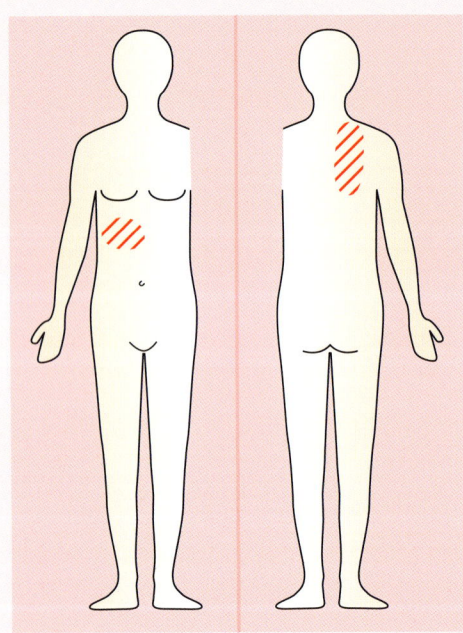

Abb. 74

segment zwischen den Schulterblättern rechts etwa von Wirbel Th 2 bis Th 11 gelegen ist (s. Abb. 74). Dort schmerzt es häufig bei Gallenleiden, weshalb die Patienten mit ihren Beschwerden oft beim Orthopäden landen. Über die genannten Reflexzonen haben wir eine ausgezeichnete Möglichkeit, die Überaktivität einer gereizten Gallenblase herunterzuregulieren.

7. Stoffwechsel/Hormonsystem (Endokrinium)

• Übergewicht/Adipositas

Das zunehmende Übergewicht von Angehörigen der westlichen Zivilisationen ist ein Bilanzproblem. Es wird schlicht mehr Nahrung aufgenommen als durch Bewegung verbraucht wird. Den Rest legt der Körper für schlechte Tage „auf die hohe Kante". Die sich bildenden Fettpolster sind nicht nur unschön, sondern auch gefährlich. Abgesehen davon, dass sie massiv unsere Gelenke belasten, sind die Fettmassen gerade des Bauchraumes auch stoffwechselaktiv. Im Fettgewebe schwelt nämlich eine chronische Entzündung, in deren Verlauf Mediatormoleküle mit sehr negativen Eigenschaften gebildet werden. Diese fördern die Fetteinlagerung in den Gefäßwänden und die Insulinresistenz der Muskulatur. Dadurch kann das Insulin das Muskelgewebe nicht mehr für Zuckermoleküle „öffnen" und dadurch den Blutzucker senken.

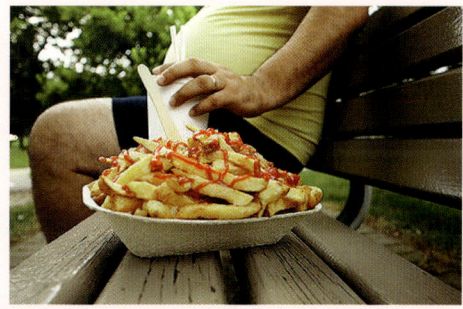

Abb. 75

Die ganzen Zivilisationskrankheiten wie hoher Blutdruck, Arteriosklerose, Diabetes mellitus mit den Folgen Herzinfarkt und Schlaganfall, aber auch Arthrosen an Wirbelsäule, Hüft-, Knie- und Fußgelenken nehmen hier ihren Ausgang.

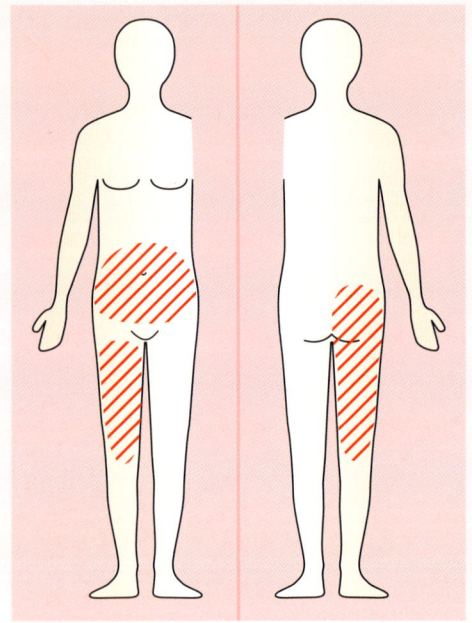

Abb. 76

FÜR DEN MEDIZINER:
Viele übergewichtige Menschen haben aus nahe liegenden Gründen auch Gelenkprobleme. Oftmals bringt es ihnen mehr, wenn der Therapeut mittels konsequenter Schröpfmassage die Schmerzen an Kniegelenk und Hüfte zurückdrängt, damit sie sich wieder mehr bewegen und Kalorien verbrauchen können. Alle anderen therapeutischen Ansätze, ob diätetisch oder medikamentös, sind derzeit im Hinblick auf ihre Langzeiterfolge leider unbefriedigend.

Diäten bringen nichts und schaden eher, denn während der Diät senkt der Körper seinen Energie-Grundumsatz weit ab, um Kalorien zu sparen. Nach der Diät wird dank dieses „Sparmodus" jede zusätzliche Kalorie sofort erneut in Fettpolstern „angelegt".

Angesagt ist vielmehr eine grundlegende Umstellung der Lebensweise mit auf Dauer reduzierter Kalorienzufuhr, weniger gesättigtem (tierischem) Fett, Vermeidung von schnell verfügbarem Zucker, dafür reich an Ballaststoffen, Vitaminen und Mineralien, verteilt auf mehrere kleine Mahlzeiten pro Tag. Zur reduzierten „Einnahmeseite" muss aber die Steigerung der „Ausgabenseite" dazukommen, also regelmäßige und auf Ausdauer ausgerichtete körperliche Belastung.

Die Schröpfbehandlung der Adipositas stützt sich auf ihre umstimmende Wirkung. In diesem Fall kann man das noch ein wenig konkretisieren: Es geht darum, durch großflächiges Schröpfen an Bauch, Gesäß und Oberschenkeln den Grundumsatz des Fettgewebes zu steigern. Die dort gespeicherte Energie soll, unterstützt durch Bewegung, leichter und schneller in Wärme verbrannt werden können.

Auch zur Verbesserung der Körperkontur kann die Schröpfbehandlung beitragen, dazu aber mehr im Kapitel „Kosmetik".

Fettgewebe ist meist schlecht durchblutet, deshalb ist die durch das Schröpfen bewirkte Durchblutungssteigerung als Voraussetzung für die Mobilisierung des Depotfettes selbstverständlich erwünscht.
Um diesen Effekt noch zu steigern, kann man auf die Saugwellenbehandlung zurückgreifen, die noch einen deutlich stärkeren Reiz für das Fettgewebe bedeutet als das stationäre Schröpfen.

- **Zuckerkrankheit/Diabetes mellitus**

Ursachen und Folgen des Diabetes sind im vorigen Kapitel bereits ange-klungen; seine adäquate Behandlung ist Aufgabe des speziell geschulten Diabetologen und seiner Assistenten, vor allem aber des Patienten selbst. Er muss zum Experten für seine Krankheit werden und kann viel dazu bei-tragen, dass er von den gefürchteten Folgeerkrankungen an Nieren, Au-gen, Herz/Gefäßen, Füßen usw. verschont bleibt.

Die Schröpfbehandlung kann den zuckerkranken Patienten auf vielfälti-ge Weise unterstützen. Er sollte aber auch diese Behandlung mit seinen Therapeuten absprechen, denn wegen der bei Diabetes häufig gestörten Hautsensibilität merkt der Patient oft nicht, wenn er seine Haut durch das Schröpfen schädigt. Im Zweifelsfall sollte man die Behandlung dann doch lieber dem Fachmann überlassen.

Aus einer Vielzahl von Therapiemöglichkeiten möchten wir im Folgenden drei herausgreifen: die gestörte Verdauungsfunktion, Missempfindungen durch geschädigte Nerven und den sog. „Diabetischen Fuß".

- **Gestörte Verdauungsfunktion**

Die Schädigung kleiner Nerven durch die Zuckerkrankheit betrifft auch das Vegetative Nervensystem. Dies zeigt sich z. B. an der eingeengten Verän-derungsrate des Herzschlages oder an Verdauungsstörungen. Diese kön-nen bis zu einer Lähmung des Magens und Teilen des Darms fortschreiten. Die Schröpfbehandlung versucht, diesen Zustand über noch vorhandene reflektorische Bahnen zu durchbrechen. Angezeigt sind großflächige An-wendungen über den in Kapitel 4, 6. beschriebenen Segmenten, auch dies im engen Schulterschluss mit dem verantwortlichen Therapeuten.

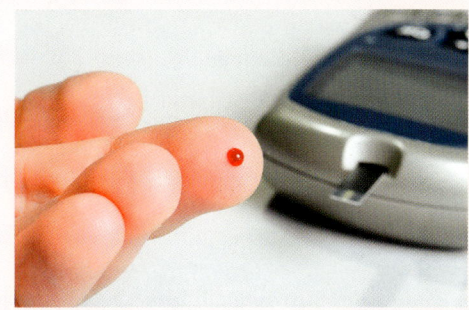

Abb. 77

FÜR DEN MEDIZINER:
Polyneuropathien und Diabetischer Fuß sind eine „Crux Medicorum". Verfahren Sie bei einer Schröpfbehandlung dieser Krankheitszustände ähnlich wie bei den ar-teriosklerotischen Geschwüren beschrie-ben. Erst wenn Sie als Therapeut sicher sind, dass die Schröpfbehandlung in die-sem speziellen Fall von Nutzen ist, kön-nen Sie erwägen, dieselbe vom Patienten zuhause fortführen zu lassen, stets unter engmaschiger Kontrolle durch Sie. Gehen Sie zunächst mit geringer Saugstärke für wenige Minuten ans Werk und behandeln Sie nur jeden zweiten Tag. Beobachten Sie bitte genau, wie die stark belastete Haut auf diese Behandlung reagiert und machen Sie Ihr weiteres Vorgehen davon abhängig.

- **Missempfindungen durch geschädigte Nerven**

Die Schädigung des Nervensystems durch den hohen Zuckergehalt des Blutes führt oft zu quälenden Missempfindungen, da die erkrankten Nerven Zustände melden, die gar nicht vorhanden sind. Es gibt aber zum Glück immer noch gesunde Anteile in jedem Nervenstrang, die wir mit der Schröpfbehandlung, vorsichtig dosiert, für unsere Zwecke nutzen können. Dabei kommt uns das Prinzip der Gegenreizung (Counter irritation) zugute, wohlbekannt aus der Beschreibung in Kapitel 3.

Wir setzen die Schröpfinstrumente zunächst um den von Missempfindungen geplagten Bereich herum, nach zwei Behandlungen auch mitten darauf. Gerade jetzt ist es unerlässlich zu beobachten, wie der Körper reagiert. Vermutlich kommt es zunächst zu einer anfänglichen Verschlimmerung der Missempfindungen, die sich bis zum Schmerz steigern können. Wird dieser Schmerz zu stark, brechen Sie die Behandlung bitte ab und gönnen Sie dem Gewebe ein paar Tage Pause. Jede erneute Nervenstimulation durch das Schröpfen führt aber zu einem Umlernprozess im Gehirn und damit zum Nachlassen der Missempfindungen. Das sog. „Schmerzgedächtnis" wird im Idealfall gelöscht.

- **Diabetischer Fuß**

Bitte setzen Sie die Schröpftherapie gerade hier nur nach Vorgabe Ihres Therapeuten ein! Die von der Zuckerkrankheit geschädigten Hautabschnitte sind deutlich empfindlicher gegen Verletzungen als normale Haut und unglücklicherweise auch noch in ihrer Empfindung gestört. Das natürliche Warnsymptom „Schmerz", das bei der Schröpfbehandlung stets als Hinweis auf eine Überdosierung ernst genommen werden sollte, fällt aus und muss durch eine vernünftige und vorsichtige Dosierung ersetzt werden.

Direkt an der diabetesgeschädigten Haut ist das Schröpfen verboten. Man kann ihr aber dadurch helfen, dass man die weiter körperwärts gelegenen Hautabschnitte durch mildes Schröpfen, am besten mit den weichen Saugmatten, zu vermehrter Durchblutung anregt, die dann auch den erkrankten Nachbarregionen zugute kommt. Der Therapeut muss sehr vorsichtig zu Werke gehen und den Zustand der Haut vor und nach der Behandlung sorgfältig dokumentieren. Der Grat zwischen therapeutischem Nutzen und Schaden ist hier äußerst schmal.

- **Gicht/Hyperuricämie**

Im weiteren Sinne gehört die Gicht ebenfalls zum Symptomenkomplex der Zivilisationskrankheiten, dem sog. Metabolischen Syndrom, wie es bis vor kurzem hieß. Es ist oft vergesellschaftet mit Übergewicht, Diabetes mellitus, hohem Blutdruck und Fettstoffwechselstörungen. Gemeinsame Ursache all dieser Erkrankungen ist das zu gute, sprich, zu kalorien- und eiweißreiche Leben in unseren Breiten. Schon die schiere Menge unserer Nahrung überschwemmt uns mit sog. Purinen, Ausgangsprodukte für die Produktion von Harnsäure. Deren Spiegel im Körper steigt dann unter Umständen auf Werte an, bei denen die Harnsäure kristallin ausfällt. Die Harnsäurekristalle schädigen das umgebende Gewebe und führen zu einer chronischen Entzündung. An den Großzehengelenken, wo sich die Gicht am häufigsten manifestiert, bildet sich eine hoch akute, äußerst schmerzhafte Entzündung, die sog. Podagra, im Volksmund „Zipperlein" genannt. Ernster sind die Auswirkungen auf die Niere, die schon bei jungen Patienten bis hin zum Nierenversagen geschädigt werden kann.

Vorbeugen kann man durch kalorienreduzierte, purinarme Ernährung (abzulesen aus den entsprechenden Nahrungsmitteltabellen) und durch bestimmte Harnsäure senkende Medikamente.

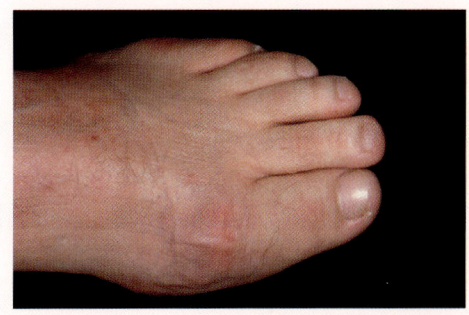

Abb. 78: Fuß mit deutlichen Gichtsymptomen

Im Bereich der gichtigen Ablagerungen (Gichtknoten oder „Tophi") lohnt sich ein Versuch mit blutigem Schröpfen, allerdings erst im (relativ) beschwerdefreien Intervall nach einem Gichtanfall.

Bei diesem speziellen Krankheitsbild ist durchaus auch der Einsatz des medizinischen Blutegels zu erwägen, da dessen entzündungshemmender Speichel zusätzliche positive Wirkungen in der näheren Umgebung der Bissstelle entfaltet.

8. Ausscheidungs- und Geschlechtsorgane

• Harnwegsinfekt

Vor allem Frauen sind wegen der Kürze ihrer Harnröhre durch Infektionen der Harnwege gefährdet. Leicht können Keime aus der Genitalregion die 2–3 cm nach oben wandern und Entzündungen zunächst in der Blase auslösen.

Harnwegsinfektionen bei Männern sind meist mit einer Entzündung der Prostata vergesellschaftet, in deren schwammartigem Gewebe die Keime sich leicht festsetzen und vermehren können. In minderschweren Fällen ist nur die Harnröhre von der Infektion betroffen mit den bekannten Symptomen schmerzhaftes Ziehen und Brennen beim Wasserlassen. Kommen Schmerzen im Unterbauch dazu, ist ein Mitbefall der Blase wahrscheinlich.

Gerade die betroffenen Frauen sind oft von wiederkehrenden Harnwegsinfekten geplagt, die nie ganz zur Ausheilung kommen – ein „Herd" im Sin-

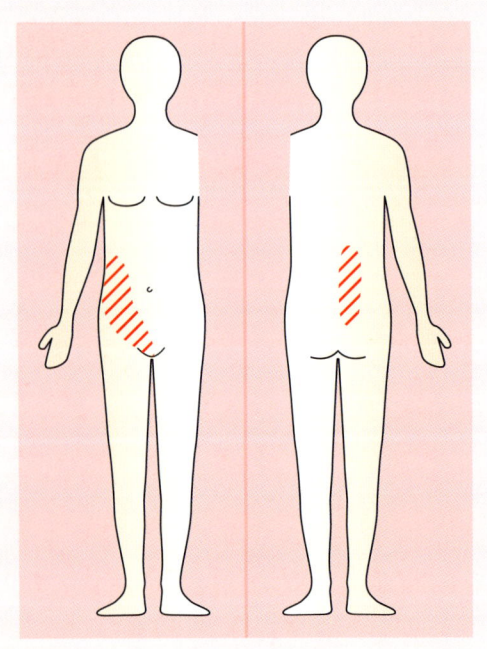

Abb. 79

ne eines Störfeldes, das auf den ganzen Körper negativ zurückwirkt.

Die Schröpftherapie kann ihre Effektivität bei den Infektionen des Harntraktes gleich mehrfach unter Beweis stellen. Die wichtigste Teilwirkung ist die Umstimmung. Der Körper soll dazu gebracht werden, die eingedrungenen Keime selbst zu eliminieren, wozu er normalerweise in der Lage sein müsste. Wird durch das Schröpfen die Abwehr „wachgerüttelt", heilt die chronische Infektion oftmals nach wenigen Anwendungen aus. Begünstigt wird der Abheilungsvorgang durch die reflektorische „Luxusdurchblutung" von Harnblase und Harnröhre, denn das bringt frische „Truppen" für den Kampf gegen die mikrobiellen Eindringlinge heran.

Dem Patienten am wichtigsten ist aber das Nachlassen der krampfartigen Schmerzen, eine dritte Leistung der Schröpftherapie, die in altbekannter Manier auf reflektorischem Wege, über die Gegenirritation, zustande kommt.

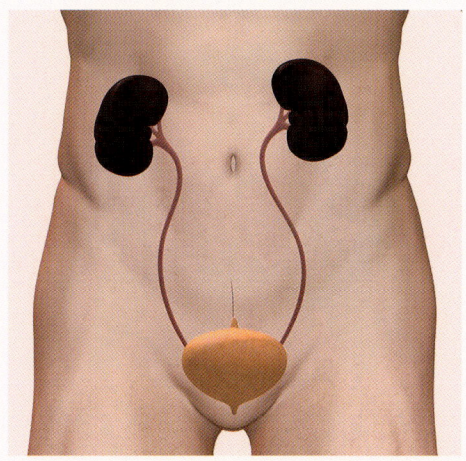

Abb. 80: Das Harnsystem

Schröpforte sind die Bauchhaut von der Flanke am Darmbeinbogen entlang bis zur Symphyse am Unterbauch, dann die Blasengegend selbst und schließlich die zugehörigen Reflexzonen am Rücken im Bereich der Lendenwirbelsäule L1 bis L4 links und rechts.

- **Entzündungen und Vergrößerungen der männlichen Vorsteherdrüse (Prostatitis/Prostataadenom)**

Während bei jüngeren Männern die Prostata oft von bakteriellen Infektionen betroffen ist, steht beim älteren Mann die gutartige Vergrößerung dieses Organs mit Harnabflussstörung im Vordergrund. Die Symptome beider Erkrankungen sind – bis auf die Behinderung des Wasserlassens – ähnlich: Drang zu häufigem Wasserlassen, dumpfe ziehende Schmerzen in der Dammgegend sowie schmerzhafte Harnentleerung.

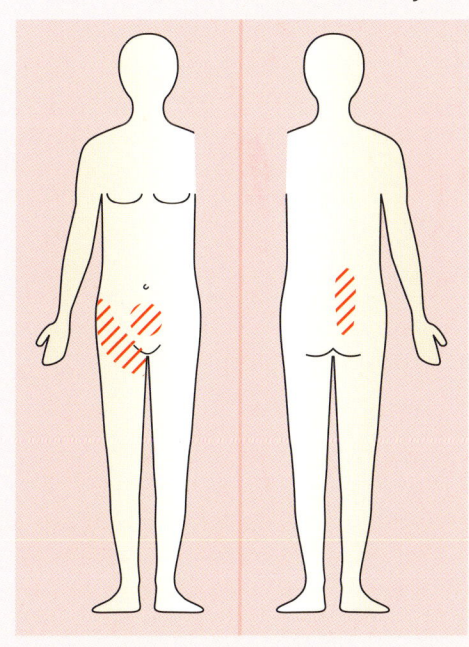

Abb. 81

Bei der akuten Prostatitis sollte jegliche physikalische Manipulation unterbleiben, hier sind vielmehr Bettruhe, Wärme und hoch dosierte Antibiotikatherapie angesagt.

Die chronische Prostatitis mit ihrem Keimreservoir, das der Körper nie ganz vernichtet hat, ist hingegen eine klare Indikation für das Schröpfen. Die Durchblutung soll maximal angekurbelt und die Keimvernichtung vorangetrieben werden. Schröpforte sind die Gegend über dem Kreuzbein, die Leistenfalten beidseits und der Unterbauch dicht über dem Knochenkamm des Beckens. Bei der gestauten vergrößerten Vorsteherdrüse, die den natürlichen Harnabfluss behindert, stehen eher ableitende Verfahren im Vordergrund. Das Schröpfen hat hier also nicht die Aufgabe, die Durchblutung des Organs zu steigern – dies würde nur zu noch mehr Schwellung und Stau führen, sondern im Gegenteil, Blut abzuziehen und die Abschwellung einzuleiten.

Wir schröpfen deshalb in diesem speziellen Fall nicht die Organzone selbst, sondern die benachbarten Zonen, also die Region beidseits unterhalb der Leisten, die Bauchhaut zentral unterhalb des Nabels sowie die Lendenwirbelsäule von L2 bis L4.

- **Schmerzhafte Regelblutung/Dysmenorrhoe**

Der weibliche Fortpflanzungszyklus bereitet alle vier Wochen die Gebärmutterschleimhaut für die Aufnahme eines Embryos vor. Erfolgt keine Befruchtung und Einnistung, stößt sich die Schleimhaut innerhalb von wenigen Tagen ab, um sich dann über die nächsten zwei Wochen neu zu entwickeln. Diese Regelblutung geht bei vielen Frauen mit schmerzhaften Kontraktionen der Gebärmutter einher.

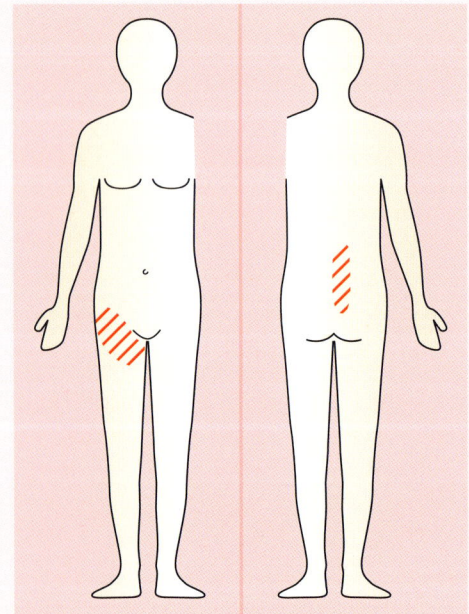

Abb. 82

Durch vorsichtiges Schröpfen der Gebärmutter-Reflexzonen können wir die krampfhaften Zustände durchbrechen und die Schmerzen damit kupieren:

Schröpfgläser oder -matten werden links und rechts der Lendenwirbelsäule im Bereich L2 bis L4 sowie links und rechts unterhalb der Leiste angesetzt.

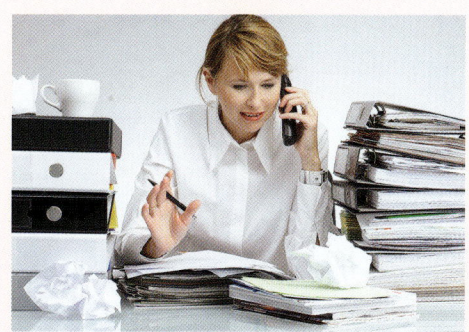

Abb. 83

- **Wechseljahrsbeschwerden/Klimakterium**

Wie bei der schmerzhaften Regelblutung, sind nicht alle Frauen von Beschwerden während ihrer Wechseljahre betroffen. Einige Frauen spüren weder Stimmungsschwankungen noch Hitzewallungen, für sie geht das Leben einfach normal weiter.

Andere hingegen werden richtig krank, mit depressiven Zuständen, Spannen der Brüste, Schlaflosigkeit, unspezifischen Herzbeschwerden und den lästigen Hitzewallungen.

Eine Krankheit ist das Klimakterium definitionsgemäß nicht, was aber keineswegs bedeuten soll, dass man gegen die Vielzahl der Beschwerden nicht therapeutisch vorgehen kann.

Jedenfalls ist die natürliche Methode des Schröpfens gerade nach den Ergebnissen der jüngsten Studien zur Hormonersatztherapie, die einen Anstieg der Herz-Kreislauf-Erkrankungen durch den Östrogenersatz bewiesen haben, ohne Zweifel die bessere Alternative.

Zielpunkte unseres therapeutischen Eingriffs sind die Reflexzonen für Eierstöcke und Gebärmutter:

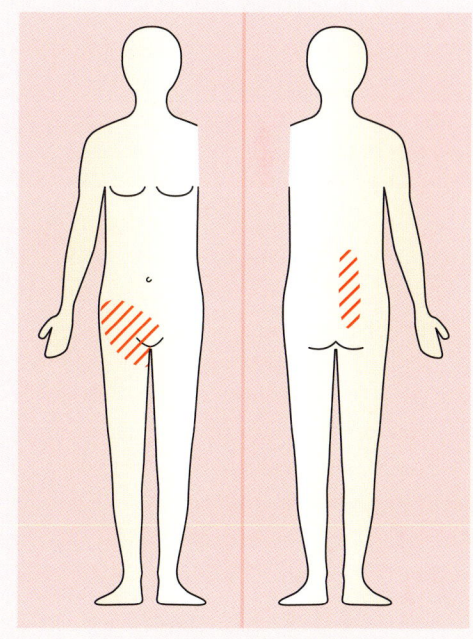

Abb. 84

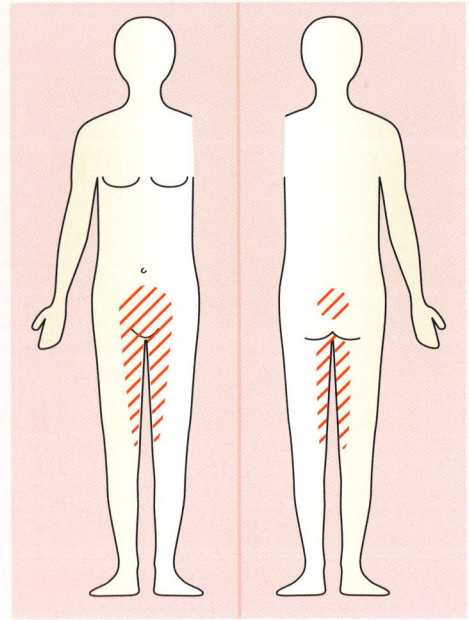

Abb. 85

Wir setzen unsere Schröpfinstrumente entlang der Darmbeinschaufel von den Flanken bis zum Unterbauch beidseits an, dann auf die Leistenfalte, ebenfalls beidseits, sowie im altbekannten Uterus-Segment zwischen L2 und L4 beidseits der Wirbelsäule.

Mit regelmäßigem mildem Schröpfen zweimal pro Woche lassen sich die Folgen des Hormonmangels bei vielen Frauen deutlich mildern.

- **Sexuelle Störungen der Frau**

Bei der Frau ist die Sexualfunktion weit anfälliger für Störungen von außen als beim Mann. Eine Frau braucht zunächst Sicherheit und Geborgenheit, um Sexualität voll genießen zu können. Körperliche und seelische Erkrankungen, Übermüdung, Partnerschaftsprobleme und dergleichen können der Frau die Freude am Sex durchaus nachhaltig vergällen.

Hier kann die Schröpftherapie nur ein kleines Rädchen einer therapeutischen Gesamtstrategie sein, die sich ansonsten auf Diagnostik und Behandlung vorliegender Grunderkrankungen, psychologische Interventionen und die Partnertherapie stützt.

Günstig wirkt erfahrungsgemäß das sanfte Schröpfen, falls vorhanden, mit weichen Saugmatten, über der Kreuzbeingegend, zwischen Bauchnabel und Blase sowie entlang der Innenseiten der Oberschenkel.

Gerade sexuelle Störungen können sich als sehr hartnäckig erweisen, deshalb erscheint ein längerfristiger Therapieplan unter Einbeziehung des Schröpfens über mehrere Wochen hinweg sinnvoll.

• **Sexuelle Störungen beim Mann**

Das sexuelle Erleben des Mannes ist weit weniger störbar als bei der Frau, aber trotzdem können Erkrankungen, Übermüdung, Stress und ungesunde Lebensweise auch von ihm ihren Tribut fordern. Die „Standfestigkeit" reicht dann für die Durchführung eines normalen Geschlechtsaktes nicht mehr aus.

Bevor nun reflexartig zu Viagra & Co. gegriffen wird, sollte man versuchen, die Potenz mit natürlichen Maßnahmen wiederherzustellen.

Die zu schröpfenden Hautflächen liegen im Prinzip ganz ähnlich wie bei der Frau, also über dem Kreuzbein und längs der Mittellinie zwischen Nabel und Unterbauch, zusätzlich kann die Leistengegend beidseits und die Innenseiten der Oberschenkel behandelt werden. Beim Mann befinden sich in der letztgenannten Hautzone Rezeptoren für den sog. Cremaster-Reflex, der die Hoden zum Körper hinaufzieht. Außerdem sind die Innenseiten der Oberschenkel sowohl beim Mann als auch bei der Frau erogene Zonen.

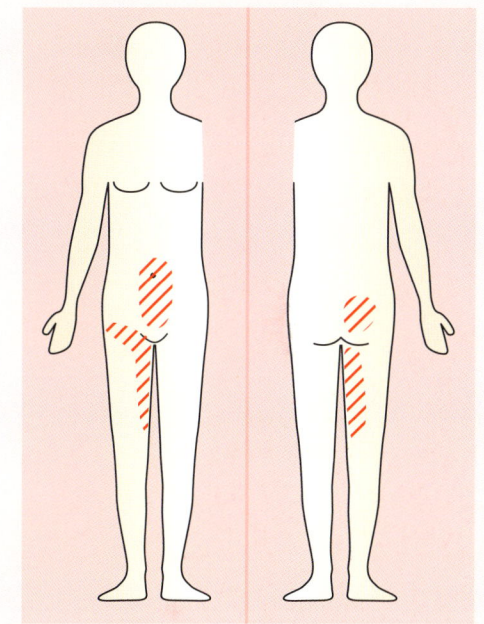

Abb. 86

9. Nervensystem/Psyche

• **Erschöpfung/Stressfolgen/Vegetative Dystonie**

Bei den weitaus meisten Beschwerdebildern, die dem naturheilkundlich tätigen Mediziner begegnen, findet man keine organischen Veränderungen, die die Vielzahl der beklagten Symptome erklären könnten. Dabei ist der Leidensdruck, der auf diesen Patienten lastet, oftmals sogar größer als bei echten organischen Erkrankungen. Die Betroffenen berichten über Herzklopfen, -stechen, -rasen, Schweißausbrüche, Angstzustände, Schlaf-

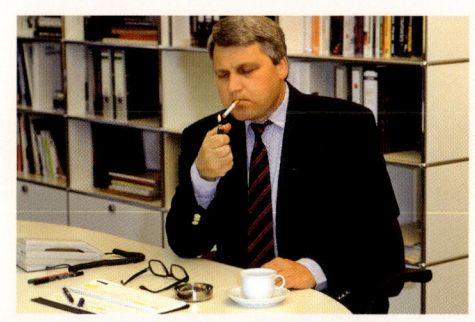

Abb. 87

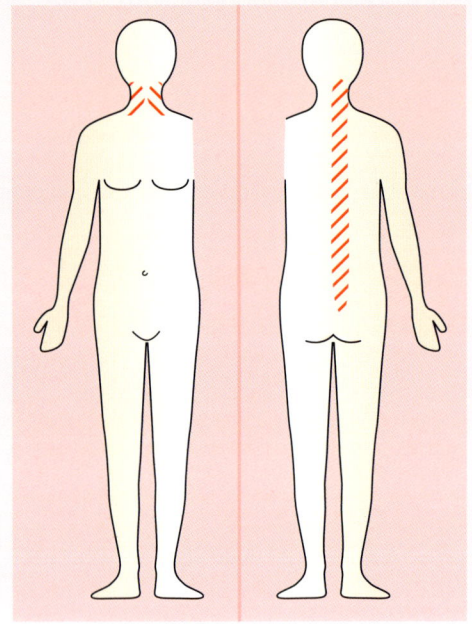

Abb. 88

störungen, Probleme mit der Verdauung und der Sexualität, dann auch über mannigfaltige Schmerzen im Kopf, am Rücken und den Schultern, im Unterbauch und den Beinen. Müdigkeit und depressive Stimmung runden das Bild ab.

Regel Nummer 1 für den Therapeuten:
Er muss auch diese Patienten mit ihrem Beschwerdebild ernst nehmen und darf sie nicht als Simulanten abtun. Auch ihnen muss – und kann! – geholfen werden.

Bei müden, abgeschlagenen Patienten kann das sanfte Schröpfen der Schilddrüsengegend im unteren Halsbereich mittels weicher Saugmatte versucht werden, allerdings nicht länger als vier Minuten pro Anwendung, maximal zweimal pro Woche. Bei nervösen, überaktiven Patienten ist diese Behandlung kontraindiziert.

Zentrale Leitstruktur für den Energiefluss ist auch in der chinesischen Medizin die Wirbelsäule. Sie stützt und hält den ganzen Körper zusammen, von ihr nehmen alle willentlich beeinflussbaren Körpernerven zur Steuerung der Muskulatur ihren Ausgang.

Bei der Vegetativen Dystonie sollte die Wirbelsäule abschnittsweise geschröpft werden mit symmetrisch angeordneten Schröpfinstrumenten links und rechts der Dornfortsätze.

Wir beginnen in der Kreuzbeingegend und arbeiten uns jeden Tag etwa zwei bis drei Handbreit weiter nach oben, mit maximal zehn Schröpfköpfen, bis hinauf zur Halswirbelsäule/dem Schultergürtel. Dort oben verwendet man eher zierlichere Schröpfgläser bzw. die kleinen Saugmatten. Die Reaktionen des Körpers sind bei funktionellen Störungen oft nicht vorhersehbar. Deshalb muss der Kranke auch während der Behandlungen gut beobachtet werden. Was dem einen Patienten Erleichterung bringt, kann für den anderen gerade das Falsche sein.

• Depressionen/Angsterkrankungen

Eine Phase der Traurigkeit nach schweren Schicksalsschlägen, z. B. der Verlust naher Angehöriger, ist normal und Teil der für die seelische Gesundheit so wichtigen Trauerarbeit. Ebenso ist eine natürliche Angst vor schwierigen Situationen ein wichtiges Warnsignal, sich entsprechend darauf vorzubereiten und insoweit keinesfalls krankhaft. Traurigkeit und Angstgefühle können sich aber verselbständigen und außer Kontrolle geraten. Den betroffenen Menschen wird ihr Leben dadurch zur Qual.

Unsere Psyche steht über vielfältige Verbindungen mit dem Vegetativen Nervensystem im gegenseitigen Austausch. So beeinflussen seelische Vorgänge bekanntermaßen die Funktionen innerer Organe (Herzklopfen!), aber auch der umgekehrte Weg ist möglich. Und der interessiert uns in diesem Zusammenhang, eröffnet er uns doch die Möglichkeit, auch Depressionen und Angststörungen über die Schröpfmassage günstig zu beeinflussen.

Die Ansatzpunkte für die Schröpfinstrumente sollten je nach Beschwerdebild variiert werden. Bei Herzbeschwerden wählt man z. B. die in Kapitel 4, 3. beschriebenen Hautareale, bei Magenproblemen die von Kapitel 4, 6. Spezifisch wirksam gegen Angst ist eine Schröpfkur im Nacken links und rechts der Halswirbelsäule, von der Haargrenze abwärts bis zum siebten

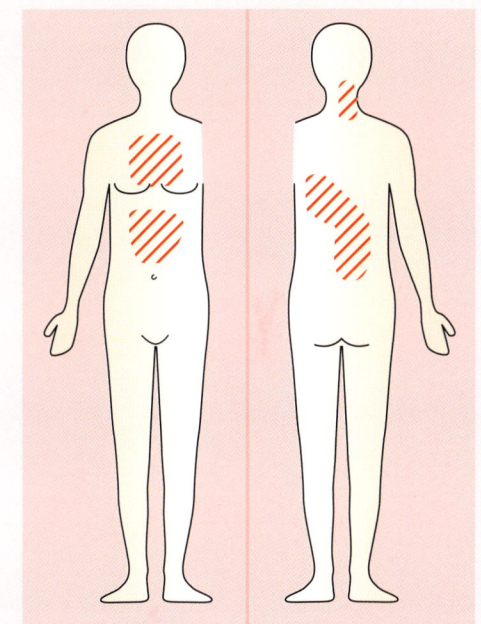

Abb. 89

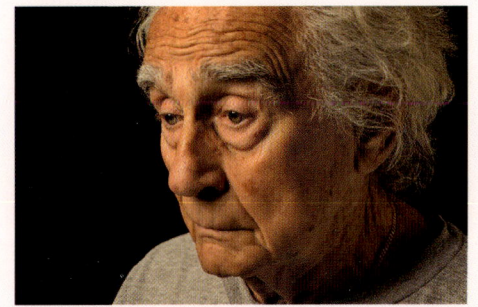

Abb. 90

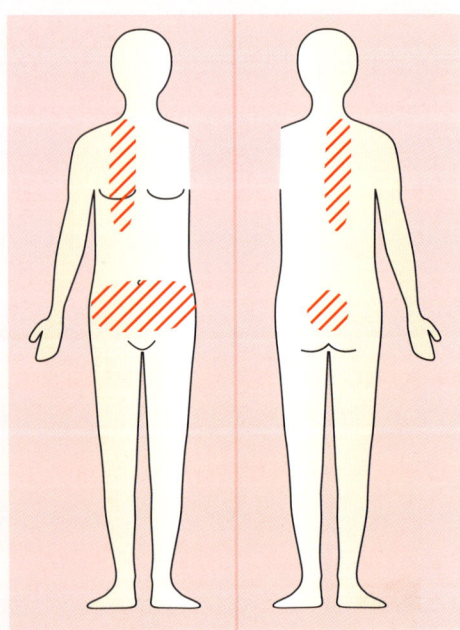

Abb. 91

Halswirbel. Gleich im Anschluss sollten einige Schröpfgläser in der Magengrube, also über dem Solarplexus, positioniert werden.

Bei den depressiven Verstimmungen hat die Schröpftherapie noch eine Nebenaufgabe: Sie soll dem Patienten dazu verhelfen, über seine Haut sich selbst, seinen Körper wieder spüren zu können, und so zu einer positiven Selbstwahrnehmung zurückzufinden.
Die Devise lautet: Großflächig, kurzzeitig bei mittlerer Intensität, dafür öfter behandeln.

Als Ansatzorte haben sich bewährt: Links und rechts des Brustbeins von den Schlüsselbeinen bis zur Magengrube, links und rechts der Brustwirbelsäule, dann großflächig über dem Unterbauch unterhalb des Nabels sowie über dem Kreuzbein (s. Abb. 91).

Psychische Erkrankungen sind keinesfalls auf die leichte Schulter zu nehmen. Ziehen Sie deshalb bitte stets einen erfahrenen Therapeuten mit hinzu, der dann die Schröpfbehandlung an geeigneter Stelle in seinen Gesamttherapieplan einbaut.

• **Neuralgien**
Die Nervenbahnen melden nicht nur Störungen an anderen Gewebeteilen, sie können auch ihrerseits erkranken und dann zu hartnäckigen Schmerzsyndromen führen.

Bekanntestes Beispiel ist das Ischiassyndrom, bei dem der Ischiasnerv, der das Bein versorgt, mit einer akuten Reizung auf Einklemmung, Druck, Entzündung usw. in seiner Umgebung reagiert.

Häufig ist auch die gefürchtete Trigeminus-Neuralgie mit ihren einschie-
ßenden Gesichtsschmerzen. Ursache hier sind knöcherne Einengungen
des Nervenverlaufs oder die Kompression durch ein zu nah am Nerv pul-
sierendes arterielles Gefäß.

Während die Schröpfbehandlung des Ischiasschmerzes im Nervenverlauf
von etwa L3 bis zur Mitte des Gesäßes gut belegt und sicher ist (s. Abb. 92),
sollte bei den übrigen Neuralgien ein Schmerztherapeut oder Neurologe
hinzugezogen werden. Deren Spezialwissen ist erforderlich, um an den
richtigen Punkten, in der korrekten Dosierung und zum optimalen Zeitpunkt zu schröpfen. Dann kann die Schröpfbehandlung zu einem deutlichen Nachlassen der quälenden Symptomatik führen. Andernfalls läuft
man Gefahr, die Schmerzanfälle erst recht auszulösen oder zu verstärken.

Grundsätzlich gilt: Stets neben und körperfern vom neuralgischen Geschehen schröpfen, niemals im Verlauf der betroffenen Nervenbahn selbst,
erst recht nicht im Schmerzzentrum, es sei denn, der erfahrene Therapeut
gestattet dies ausdrücklich.

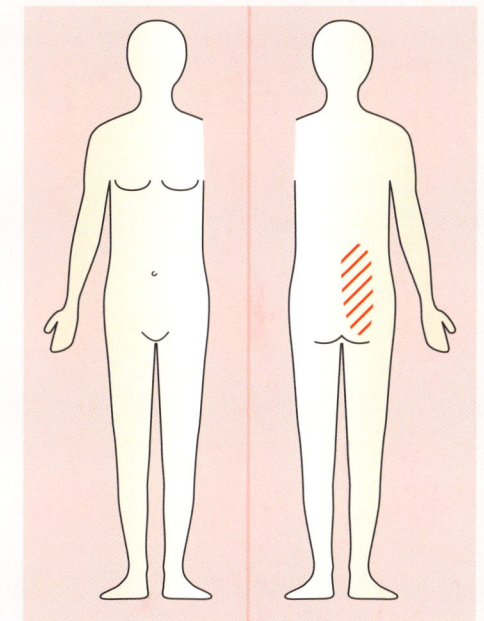

Abb. 92

• **Kopfschmerzen**

Die Schulmedizin unterscheidet mehr als 160 Kopfschmerzformen, wobei
viele davon nur extrem selten vorkommen. Die häufigsten Kopfschmerzen
sind sog. primäre Kopfschmerztypen wie Migräne und Spannungskopf-
schmerzen. Die so oft angenommenen Halswirbelsäulen-induzierten Na-
cken- bzw. Kopfschmerzen sind wesentlich seltener als die degenerativen
Veränderungen im Röntgenbild der Halswirbelsäule nahe legen. Vielmehr
handelt es sich hier um Kopfschmerzfolgen, die sich im Bereich der Halswirbelsäule und Hinterkopf auswirken.

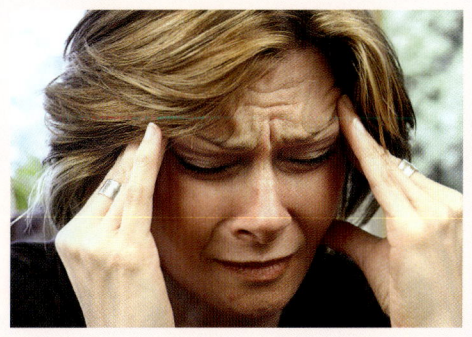

Abb. 93

Da sich die meisten Ursachen des Kopfschmerzes im Zentralen Nervensystem befinden, ist für das Verständnis der Kopfschmerztherapie elementar wichtig, dass mit Schröpfen die Kopfschmerzen zwar positiv beeinflusst, jedoch nicht geheilt werden können! Dies gilt jedoch auch für viele andere alternative und schulmedizinische Methoden.

Die unangenehmen Folgeerscheinungen von Kopfschmerzen lassen sich jedoch vielfach mit ausleitenden Verfahren, hier vorzugsweise mittels Schröpfen, deutlich reduzieren. Dabei kommt es auf die Regelmäßigkeit sowie insbesondere im Akutfall auf die richtige Platzierung der Schröpfinstrumente an.

Voraussetzung für die erfolgreiche Eigentherapie ist stets eine vorausgegangene ärztliche Kontrolle und saubere Diagnostik der Kopfschmerzen. Besondere Vorsicht ist dann geboten, wenn die Kopfschmerzen ohne Vorwarnung bei ansonsten nicht von Kopfschmerz betroffenen Patienten auftreten. Ebenfalls ist eine ärztliche Kontrolle notwendig, wenn die Kopfschmerzsymptome sich im Laufe der Zeit geändert haben oder die bisherige gut wirksame Therapie sich als unwirksam erweist.

Schröpfen kann in Eigenregie auch mit anderen physikalischen Techniken, wie z. B. Wärmepackungen, oder mit verschiedenen Entspannungstechniken problemlos kombiniert werden.

Für eine noch gezieltere Anwendung empfiehlt sich jedoch die Differenzierung der einzelnen Kopfschmerzformen nach TCM (= Traditionelle Chinesische Medizin).

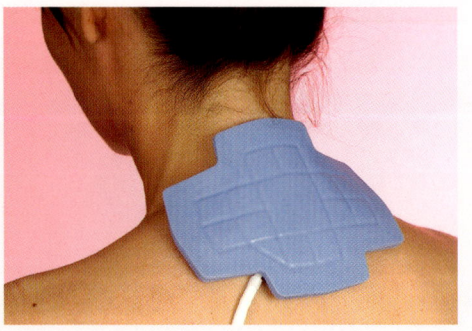

Abb. 94

Einige Beispiele:

Die Schröpfung des Nackens eignet sich gut für nierenbedingten Kopfschmerz. Diese Kopfschmerzen sind sehr häufig anzutreffen. Meist ist hierbei der untere Blutdruckwert erhöht.

Schmerzen, die helmförmig aus dem Nacken in die Stirn kriechen, stehen oft in Verbindung mit dem Blasenmeridian. In solchen Fällen verschafft ebenfalls blutiges Schröpfen im Nackenbereich Linderung.

Kopfschmerzen nach einer Anstrengung entstehen in erster Linie aus Qi-Blut-Mangel. Dagegen hilft ein aus chinesischen Heilkräutern zusammengestellter Tee, welcher der Stärkung und dem Aufbau der Energie (Qi-Blut) dient. Dumpfe Kopfschmerzen mit Schweregefühl deuten auf „Schleim" hin. Neben Schröpfen wäre eine Ernährungsumstellung nach TCM empfehlenswert.

Bei allen Formen von Wetterfühligkeit sowie bei Störungen der Gallenblasenfunktion, vor allem wenn diese mit halbseitigem Kopfschmerz verbunden ist, kann eine Schröpfbehandlung links und rechts der Brustwirbelsäule helfen.

• **Schmerzkrankheit**

Einige Vorbemerkungen zur Schmerztherapie durch Schröpfmassage

Das Schröpfen regt nicht nur das Immunsystem, sondern auch den Stoffwechsel sowie den Lymphfluss an. Gerade ein Blut-/Lymphstau kann an verschiedenen Stellen des Körpers akute krampfartige, aber auch

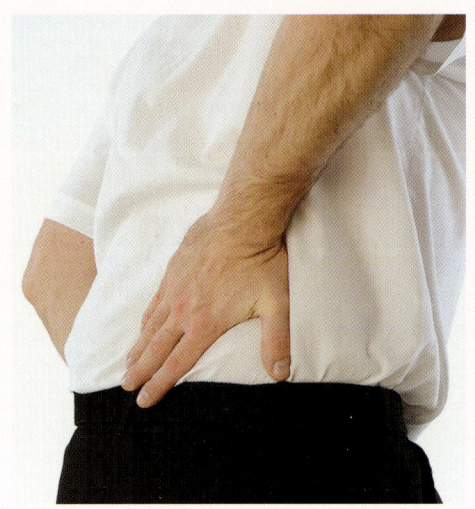

Abb. 95

dumpfe, spannende Schmerzen verursachen. Besonders hat sich diese Behandlungsmethode bei Blut- und Qi-Stagnation bewährt. Mit „Qi" oder „Chi" wird in der Traditionellen Chinesischen Medizin (TCM) der für das Funktionieren des Körpers so wichtige Energiefluss bezeichnet.

In früheren Zeiten glaubte man, Krankheiten würden aufgrund einer Verunreinigung und Vergiftung der Körpersäfte zustande kommen. Die berühmtesten Ärzte im Altertum und im Mittelalter wie Hippokrates, Galen und Paracelsus nahmen eine „Dyskrasie der Säfte" an, d.h. eine schlechte Mischung von Blut, Lymphe, Galle und Schleim. Die logische Behandlung war, dem Körper die krankmachenden Säfte teilweise zu entziehen, sie also „auszuleiten".

Schröpfen ist eine „blockadebrechende" Therapie
Fachleute bezeichnen die Schröpftherapie als eines der bedeutendsten „biologischen, entgiftenden und regulativen Heilverfahren" mit Erfahrungen aus mehr als 3.000 Jahren und fügen hinzu: „Schröpfen ist der leichteste Zugang zum gestörten Gleichgewicht des Organismus." Schröpfen beseitigt angestaute Hindernisse bei der Gewebedurchblutung, und der verbesserte Blutfluss führt zu einer schlagartig besseren Sauerstoff- und Nährstoffversorgung.

Ausleitende Verfahren bieten die Möglichkeit, direkt auf sog. Verschlackungen, d.h. Störungen der Reflexpunkte bzw. -Areale, einzuwirken und so die Selbstregulation des Körpers anzuregen. Bereits im frühen Stadium von Erkrankungen verkünden dies die gestörten Reflexzonen (Dermatome oder Hautsegmente), denn aus deren Beschaffenheit (s. S. 96) kann man Rückschlüsse auf den Zustand innerer Organe ziehen. Therapeutische und diagnostische Beobachtungen zeigen, dass es oft genügt, am gestörten Ort der spinalen Reflexzone einen adäquaten Entstörungsreiz zu setzen, um alle mit diesem Bereich zusammenhängenden Körperabschnitte positiv (heilend) zu beeinflussen.

Trockenes Schröpfen dient der Kräftigung einer Stoffwechselfunktion in Reflexzone und Haut sowie der direkten Krampflösung. Erkennbar ist der Erfolg dieser therapeutischen Maßnahme meist am Wechsel der Symptome an der Muskulatur und am Nachlassen des Schmerzes.

Beim blutigen Schröpfen werden an bestimmten schmerzhaften Stellen des Rückens kleine Mengen gestauten Blutes entzogen, was oft unmittelbar zur Behebung chronischer, therapieresistenter Rückenschmerzen führt. Das Schröpfen ist keine alles heilende Therapie. Aber oft wird die gezielte Anwendung des Schröpfens alleine ausreichen, die Störungen zur Norm zurückzuführen. In anderen Fällen kann das Schröpfen neben weiteren bewährten Methoden und dem Einsatz wirksamer Medikamente eine wesentliche unterstützende Rolle spielen oder den Verbrauch von Medikamenten reduzieren.

Durch die Erkenntnisse der modernen kybernetischen Regulationsmedizin kennt man heute die neurologischen, humoralen (= vom Hormonsystem ausgehenden) und pathophysiologischen (= die Lehre von der Krankheitsentstehung betreffenden) Mechanismen, die bei dieser Therapieform ablaufen, recht gut. Sie wird bei vielen Beschwerden zur Linderung von Schmerzen eingesetzt, zum Beispiel bei Rückenproblemen, aber auch bei Regel- und Kopfschmerzen. Schröpfen wird auch als Entgiftungshilfe, z. B. der Leber, beim Schulter-Arm-Syndrom und Nackenschmerzen eingesetzt

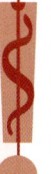

FÜR DEN MEDIZINER:
Gerade in der Traditionellen Chinesischen Medizin (TCM) hat die Schröpfbehandlung einen bedeutenden Stellenwert und festen Platz im ganzheitlichen Therapieansatz. Ähnlich wie in der europäischen Medizin wird das Schröpfen als ausleitendes Verfahren an solchen Zonen angewandt, wo sich erkennbar Lebensenergie („Chi") staut.
Es lohnt sich, in die Geheimnisse dieser jahrtausendealten Erfahrungsmedizin einzudringen und sie selektiv für die Behandlung der modernen Zivilisationskrankheiten nutzbar zu machen.

sowie zur Vorbeugung, damit Verspannungen erst gar nicht entstehen können (s. a. Kap. 4, 2.).

Voraussetzung ist allerdings die exakte Kenntnis der Reflexzonen am Rücken. So fallen beim so wichtigen Abtasten des Rückens teilweise sogar schmerzhafte Gewebeveränderungen, sog. „Gelosen" auf, die Erkrankungen von Organen erkennen lassen, die den jeweiligen Zonen zugeordnet sind. Dies sind Erhebungen, Verhärtungen oder Dellen in der Haut, die auf bestimmte Erkrankungen hinweisen. Je nach Aussehen, Härte und Beschaffenheit der Gelose wird entweder das blutige oder das unblutige Schröpfen angewandt: Es werden in den meisten Fällen Leber- oder Nierenzonen am Hals oder Rücken blutig geschröpft. Nierenzonen werden z. B. dann blutig geschröpft, wenn der diastolische (der „untere") Blutdruckwert zu hoch ist. Meist sind dann an den Entsprechungsstellen an Hals und Rücken Belastungszonen im Gewebe tastbar, die auf Druck sogar Kopfschmerzen auslösen können. Werden diese Stellen dann blutig geschröpft, tritt sofort eine spürbare Entlastung ein. Das Problem regelt sich quasi von selbst. **Schröpfen – richtig angewendet – macht viele Medikamente überflüssig.**

Schmerzindikationen für die Schröpfmethode sind Schmerzen des Bewegungsapparates
Zum Schröpfen eignen sich bestimmte Zonen des Körpers, so z.B. die Head'-schen Segment-Zonen (Hautbezirke entlang der Wirbelsäule, welche den Organen zugeordnet werden können), Bindegewebs-Reflexzonen (Verhärtungen und Vertiefungen des Bindegewebes, Akupunktur-Meridiane z. B. im Verlauf des Blasen-Meridianes und bei fast allen üblichen Akupunk-

turpunkten) und fast alle Schmerzzonen. Im Sinne der Reflextheorie können, wie dargestellt, Störungen der inneren Organe im Bereich der Wirbelsäule Funktionsstörungen, Veränderungen der Muskeln und Bindegewebe und Schmerzsymptome verursachen. Andererseits ist über die entsprechenden Segmente (Hautareale, Bindegewebe und Muskeln) die Beeinflussbarkeit der inneren Organe im Organismus vorprogrammiert. Dieses Programm zu verstehen und anzuwenden ist Grundlage gezielter Behandlungskunst innerer Störungen und dadurch verursachter körperlicher Schmerzen. Dabei dürfen die positiven Wirkungen auf die psychosomatische Ebene nicht unerwähnt bleiben.

- Die meistbehandelten Schröpfstellen sind verschiedene Abschnitte der Wirbelsäule, insbesondere jedoch in Leber- und Nierengegend. An ihren Schröpfstellen können bei blutigem Schröpfen erstaunlich große Mengen von sehr dunklem Blut abgelassen werden, was eine sofortige und lang anhaltende, erleichternde Wirkung zur Folge hat.
- Unblutige Schröpfung über den Dornfortsätzen der oberen Brustwirbel. Offensichtlich erhöht diese Behandlung die arterielle Durchblutung der gesamten Wirbelsäule.
- Schmerzsyndrome der oberen und unteren Extremitäten werden durch Schröpfen positiv beeinflusst.
- Der untere Rücken ist interessant wegen seiner Beziehung zu:
  · Ischialgie = Ischiasschmerz,
  · Beinschmerzen,
  · Unterschenkelgeschwür (offenes Bein),
    (Achtung! Nicht direkt am Unterschenkel anwenden!)
  · Krampfadern,
  · Knieleiden,
  · Hexenschuss

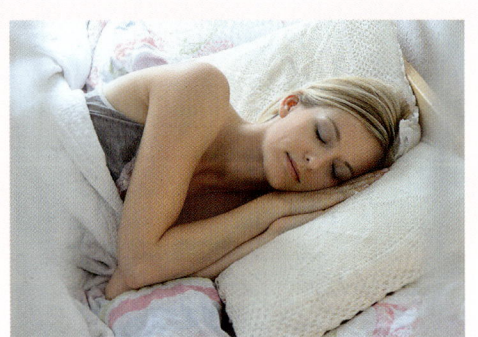

Abb. 96

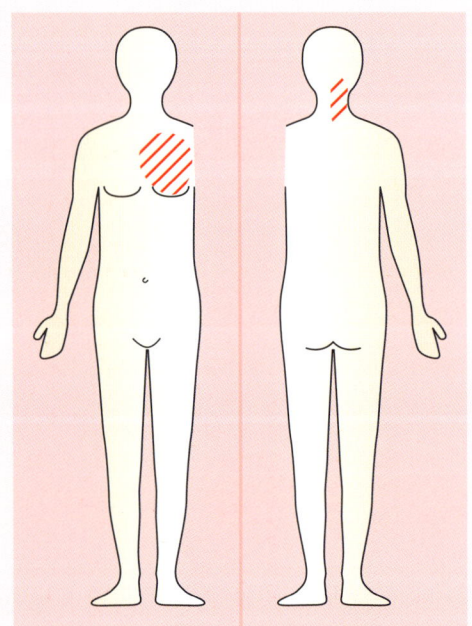

Abb. 97

- **Schlafstörungen**

Ein Drittel seines Lebens verbringt der Mensch schlafend. In dieser Zeit erholen sich alle Organsysteme, die für das aktive Leben notwendig sind, also Muskulatur und Bewegungsapparat und vor allem unser Gehirn. Hier werden die Eindrücke des Vortages verarbeitet, richtig eingeordnet und abgelegt. Sogar Herz und Atmung können „einen Gang zurückschalten", da der Sauerstoff- und Nährstoffbedarf in Ruhe natürlich viel geringer ist.

Ursachen für Schlafstörungen gibt es fast so viele wie Krankheiten selbst, meist sind aber banale Fehler der Lebensführung – zu viel Nikotin, Alkohol, Koffein, aufregende Fernsehsendungen oder Lektüre vor dem Zubettgehen, zu hoher Geräuschpegel der Umgebung und dergleichen – ursächlich anzuschuldigen, natürlich auch Gedanken und Begebenheiten des vergangenen Tages, die einen nicht zur Ruhe kommen lassen.

Zum Glück hält die Natur ein ganzes Arsenal auch akut wirksamer Arzneien parat, die einzeln oder in Kombination schon seit Jahrtausenden dem Sandmännchen auf die Sprünge helfen: Baldrian, Hopfen, Melisse und Passionsblume.
Von der allgemein schlaffördernden Wirkung des Schröpfens war in Kapitel 3 bereits die Rede.

Bewährt vor dem Schlafengehen hat sich das Schröpfen der Herzzonen, ergänzt durch einige Schröpfköpfe anschließend im Nacken (s. Abb. 897).

Sobald sich das angenehme Müdigkeitsgefühl einstellt, sollte der Schröpfvorgang beendet und das Bett aufgesucht werden.

10. Haut

Als Schröpftherapeuten müssen wir uns bewusst sein, dass wir zur Behandlung aller Gesundheitsstörungen, die dem Schröpfen zugänglich sind, die Vermittlung der Haut benötigen. Sie nimmt den Schröpfreiz auf, in ihr beginnen die reflektorischen Verbindungen zu Muskulatur und inneren Organen und über sie laufen auch die Umstimmungsreaktionen, die man sich bei chronischen, durch Störfelder verursachten Erkrankungen erhofft.

Deshalb ist es nur recht und billig, dass man der Haut auch für ihre eigenen Erkrankungen die Wohltat des Schröpfens zugute kommen lässt.

• Narben

Nach oberflächlichen Verletzungen bilden sich im Laufe von Tagen bis Wochen mehr oder weniger große Narben, je nachdem, wie gut aneinander liegend die Wundränder verheilt sind. Die Kunst des Chirurgen besteht darin, die verletzten Strukturen, z.B. durch eine Wundnaht, so nahe zueinander zu bringen, dass die Narbe sehr schmal ausfällt. Narben bestehen überwiegend aus Bindegewebe und sind deshalb gegenüber der Umgebung verhärtet und arm an Blutgefäßen. Sie haben die unangenehme Eigenschaft, sich im Verlaufe der Heilung zu verkürzen und dadurch das umgebende Gewebe in Spannung zu versetzen. Dadurch ergeben sich häufig kosmetische Probleme, sogar zuweilen regelrechte Entstellungen (Gesicht!), und außerdem verursacht der Narbenzug nicht selten auch Schmerzen.

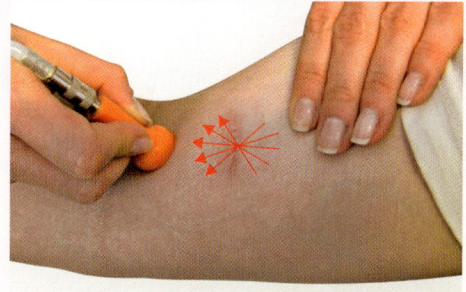

Abb. 98

Mit entsprechend feinen Schröpfutensilien kann der Therapeut versuchen, die Narbe in alle Richtungen seitlich zu dehnen (s. Abb. 98). Die Schröpfbehandlung verspricht vor allem dann Erfolg, wenn die Narben noch nicht zu alt sind. Im Laufe der Wochen und Monate nach der ursprünglichen Verletzung lagern sich nämlich immer mehr bindegewebige Fasern ein, die die Verhärtung und Schrumpfung vorantreiben und die Therapie erschweren.

Das stationäre Schröpfen bringt bei Narben nicht viel, denn wir brauchen hier einen Seitwärtszug, den wir nur mit der Saugwellenmassage (s. Kap. 2) erreichen können. Der speziell geformte Gleitschröpfkopf wird sanft in sternförmigen Strichen über die Narbe gezogen (s. Abb. 98), wobei die freie Hand des Therapeuten dem Schröpfinstrument gegenüber liegt und einen Gegenzug, über die Narbe hinweg, aufbaut. Durch beharrliches Behandeln zweimal pro Woche über mehrere Monate kann es gelingen, das Narbengewebe zu dehnen, zu lockern und wieder geschmeidig zu bekommen.

Vorsicht ist geboten bei sog. reizbaren Narben, die überschüssiges Narbengewebe bilden, sog. Keloide. An diesen Narben darf nicht manipuliert werden, da sie jede Störung von außen sofort mit erneuter Wucherung beantworten.

• Chronische Wunden

Eine nicht heilende Wunde muss immer dem Arzt gezeigt werden, denn jede lokale Therapie ist zwecklos, wenn nicht die Ursache beseitigt wird, z.B. eine mangelnde Durchblutung oder Diabetes mellitus (Kap. 4, 7.).

Wenn jedoch klar ist, wie das Geschwür zustande kommt, kann der Therapeut eine spezielle Art der Schröpfbehandlung zur Heilungsförderung einsetzen. Er kann z. B. entscheiden, mit einer entsprechend dimensionierten Saugglocke direkt über der chronischen Wunde zu schröpfen. Damit will er erreichen, dass durch die stets begleitende Entzündung angehäufte Stoffwechselendprodukte aus der Wunde herausgesogen und entfernt werden, außerdem bewirkt er natürlich die altbekannte passive Hyperämie (s. Kap. 3). Im Endeffekt ersetzt das Vakuum die Zelltrümmer und dergleichen durch frisches Blut aus der Tiefe. Dabei muss sehr vorsichtig und wohl überlegt zu Werke gegangen werden, weil die Wunde keine weiteren Gewebs- und Gefäßzerreißungen verträgt. Das austretende Blut wäre ja nur wieder eine zusätzliche Belastung des geschädigten Gewebes, weil es auch wieder abgebaut und abtransportiert werden muss.

Als flankierende Maßnahme kann die Umgebung des Wundgrundes, vor allem herzwärts, durch Schröpfen besser durchblutet und entstaut werden, was der Wunde indirekt wieder zugute kommt.

• **Allergien/Hautentzündungen**
Allergische Erscheinungen an der Haut bis hin zum chronischen Ekzem nehmen im Gefolge unserer westlichen Zivilisation in beängstigender Weise zu. Nach den Ursachen wird fieberhaft geforscht und verschiedene Theorien sind in Umlauf. So z. B. die, dass unsere Kinder allzu sehr von Schmutz und Verunreinigungen fern gehalten werden, mit der Folge dass das unterbeschäftigte Immunsystem sich andere Ziele wie Pollen, Nahrungsmittel, Körperpflegeprodukte usw. sucht.

Wie auch immer, festzuhalten bleibt, dass bei Allergien das Immunsystem auf normalerweise harmlose Fremdmaterialien fehl- bzw. überreagiert.

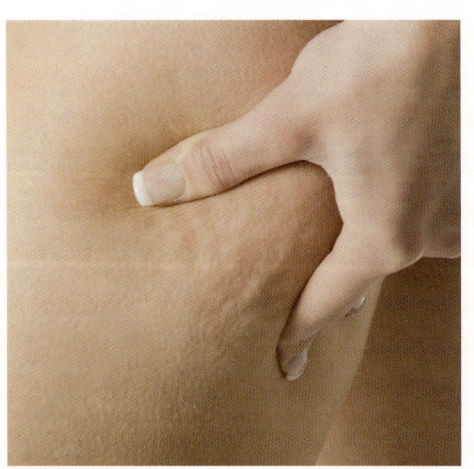

Abb. 99

Das Schröpfen allergisch entzündeter Hautbereiche ist nicht sinnvoll und würde eher schaden als nützen. Gefragt ist die Schröpfmethode vielmehr als Umstimmungstherapie, die eine Beeinflussung der allergischen Systemerkrankung im Blick hat und nicht die erkrankten Hautbezirke selbst. Als Schröpforte empfehlen wir wiederum die Wirbelsäule, genauer den Hautstreifen links und rechts davon von der Nackengegend bis hinab zum Kreuzbein. Mit diesem starken, großflächigen Reiz, zweimal pro Woche über mehrere Monate eingesetzt, kann der Umstimmungsprozess in Gang gebracht werden.

11. Kosmetik

• Cellulite

Die „Orangenhaut" oder Cellulite ist bei Frauen äußerst unbeliebt. Die Tatsache, dass fast nur das weibliche Geschlecht von den „Dellen und Wellen" heimgesucht wird, weist schon auf eine der Hauptursachen hin, nämlich die weiblichen Geschlechtshormone. Der Körper der Frau ist auf Fortpflanzung ausgerichtet, weshalb er über mehr Fettgewebe zur Polsterung, letztlich zum Schutz des heranwachsenden Kindes, verfügt. Das Fett ist aber auch als Energiereserve für das Stillen nach der Schwangerschaft gedacht.

Die Bindegewebsfasern der Haut verlaufen bei der Frau viel lockerer und weniger miteinander verzahnt als beim Mann. Dadurch kann sich in der Schwangerschaft mehr Fett für die o. g. Zwecke einlagern. Ein sinnvoller Vorgang also – aber leider unschön! Die Fettpölsterchen drücken sich nämlich zwischen den zunehmend gespannten Bindegewebssträngen

hindurch, so dass die Haut wie eine abge-
steppte Matratze erscheint („Matratzenphä-
nomen"). Das Gewebe gerät durch die Fett-
ansammlungen unter Druck. Das hat weit
reichende Folgen: Die Gefäßversorgung wird
tendenziell abgedrückt, erkennbar an der
messbar geringeren Temperatur der Cellulitehaut. Durch den erhöhten Druck wird auch
die Lymphe nicht mehr richtig abgeführt und
mit ihr die darin gelösten Schlackenstoffe.

Cellulite bedeutet also übergroße Fettpolster bei schlecht durchbluteter, gestauter und
verschlackter Haut.

Selten kann die Schröpfbehandlung bei einer Gesundheitsstörung an derart vielen An-
griffspunkten gleichzeitig ansetzen wie bei
der Cellulite. Wir benötigen sie hier in Form
der Saugwellentherapie mit zum Herzen hin
gezogenem, gleitfähigem Schröpfkopf. In Abbildung 100 ist verdeutlicht,
was die Saugwellenbehandlung bei der Cellulite vermag.

Der gleitende Schröpfkopf ist wiederum in der Mitte eines Hautabschnittes dargestellt, er hat eine Hautfalte, die sog. Saugwelle, angesaugt und
wird langsam nach seitwärts, zum Herzen hin, bewegt. Dabei „schöpft" er
bei jedem Strich, z. B. vom Oberschenkel zur Bauchhaut hin, ein gewisses
Volumen an Lymphe aus dem gestauten Gewebe heraus, wodurch dort der

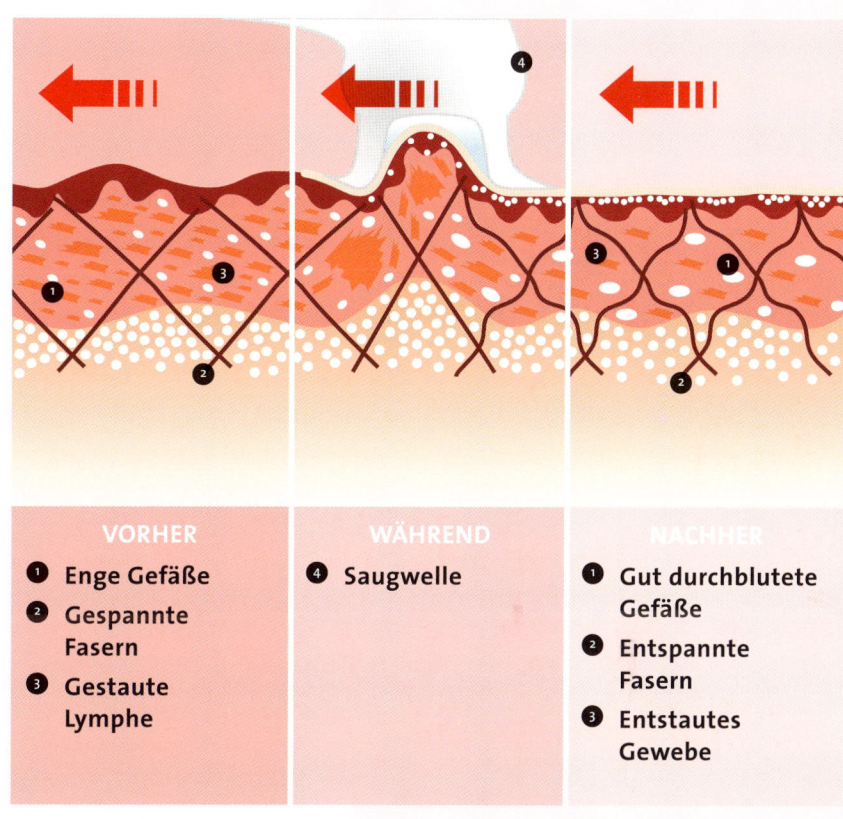

VORHER	WÄHREND	NACHHER
❶ Enge Gefäße	❹ Saugwelle	❶ Gut durchblutete Gefäße
❷ Gespannte Fasern		❷ Entspannte Fasern
❸ Gestaute Lymphe		❸ Entstautes Gewebe

Abb. 100:
Wirkung der Saugwellenmassage auf Cellulite

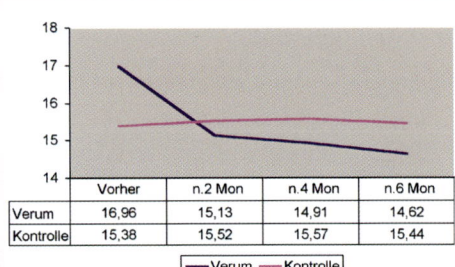

Abb. 101: Ultraschallmessungen (Länge) Cellulite

	Vorher	n.2 Mon	n.4 Mon	n.6 Mon
Verum	16,96	15,13	14,91	14,62
Kontrolle	15,38	15,52	15,57	15,44

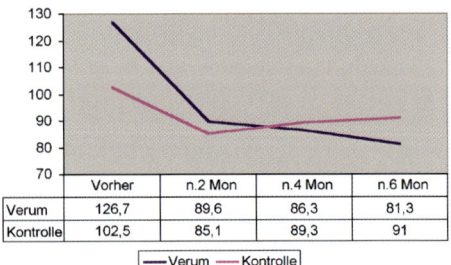

Abb. 102: Wellentiefenmessungen (WT) Cellulite

	Vorher	n.2 Mon	n.4 Mon	n.6 Mon
Verum	126,7	89,6	86,3	81,3
Kontrolle	102,5	85,1	89,3	91

Druck nachlässt. Die „Flüssigkeitsseen" im Gewebe nehmen ab, durch den sinkenden Innendruck kann sich die Durchblutung wieder normalisieren und die Fasern entspannen sich. Die Haut wird spürbar glatter und zudem rosigwarm durchblutet anstatt blass und kühl. Die Saugwellenmassage erfolgt von herznah nach herzfern, d. h. man entstaut zunächst die dem Herzen näher gelegenen Gebiete, dann die weiter entfernten in parallelen Strichen zum Herzen hin (s. Abb. 103 und 104).

Die beiden nebenstehenden Grafiken, Abbildung 101 und 102, stammen aus der grundlegenden klinischen Studie von Heinrich u. Koll. (s. Litverz. Nr. 23), mit der für die Saugwellenmassage eine bis zu 50%ige Besserung der Cellulite belegt werden konnte. Untersucht wurden per Haut-Ultraschall die Länge der Grenzlinie zwischen Haut und Unterhautfettgewebe (s. Abb. 101) sowie – profilometrisch – die Wellentiefe der „Dellen und Pölsterchen" (s. Abb. 102).

Mittlerweile gibt es auf die Behandlung der Cellulite spezialisierte Saugwellenmassage-Applikatoren. Diese handlichen Zusatzteile haben in der Saugöffnung ein Kreuz, das diese kleeblattförmig in vier Kammern unterteilt, aus denen die Luft im raschen Wechsel abgesaugt wird. Diese Intensivmassage „über Kreuz" bei gleichzeitig zum Herzen hin gezogenem Applikator erzielt eine deutliche Steigerung der bei der Cellulite deutlich gestörten Hautdurchblutung. Dieses Kreuz verhindert außerdem, dass die Haut zu tief in die Saugöffnung hineingezogen und dabei überdehnt wird, vervielfacht aber gleichzeitig die durchaus auch hier erwünschte Scherwirkung auf die Haut.

Durch die Kombination aus Applikator und Vacuum-Massage-System lässt sich die Cellulitemassage übrigens bequem steuern und fein dosieren, indem der Benutzer die Saugstärke sowie das Pulsationsintervall manuell steuern kann. In dem Vacuum-Massage-System befindet sich außerdem eine Zeitschaltuhr, welche das System nach maximal 15 Minuten abschaltet. Damit ist der Anwender stets auf der sicheren Seite, denn die Saugmassage wird auf diese einfache Weise automatisch gestoppt, sollte er etwa ohnmächtig werden.

Da die Cellulitehaut durch Mangeldurchblutung und Verschlackung oft schmerzt, behandeln Sie zunächst „einschleichend" mit schwacher Saugleistung und maximal sieben Minuten. Später können Sie die Dosierung, bei guter Verträglichkeit, auf maximale Saugstärke und zehn bis zwölf Minuten steigern.

Gerade bei Cellulite sollten Sie den Behandlungserfolg durch regelmäßige Bewegung, vorsichtige Gewichtsabnahme und ausreichend Flüssigkeitszufuhr bei Weglassen von Genussgiften wie Alkohol, Nikotin und auch geringerem Kaffeekonsum unterstützen. US-amerikanische und französische Untersuchungen belegen eine messbare Umfangsminderung der behandelten, von Cellulite befallenen Extremitäten durch die Saugwellenmassage. Eine deutsche Studie bescheinigt ihr eine objektive Verbesserung von Körperkontur sowie Hautrelief.

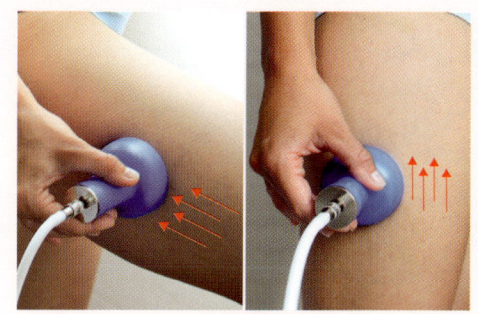

Abb. 103: Cellulite-Behandlung

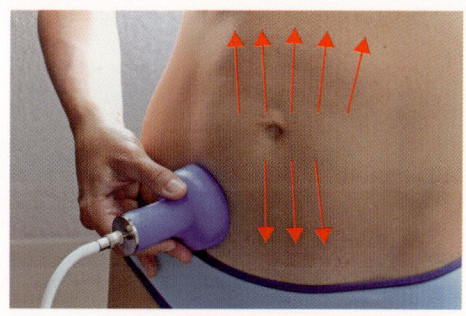

Abb. 104: Hautstraffende Behandlung

• **Peeling**

Auch für das Peeling benötigen wir die Saugwellenvariante des Schröpfens, ergänzt durch abrasiv wirkende Präparate. Wir nutzen dabei ausnahmsweise nicht die in Kapitel 3 beschriebenen therapeutischen Effekte des Schröpfens, sondern die Tatsache, dass der fest gesaugte Schröpfkopf einen starken Druck auf die Haut ausübt. Wird er über die zuvor mit dem

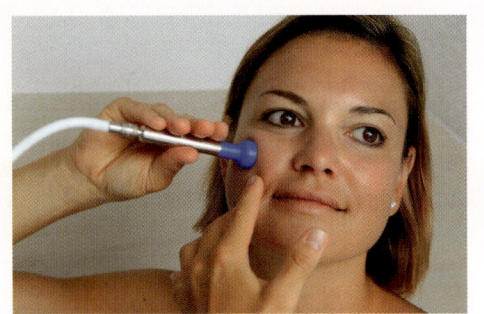

Abb. 105: Einschleusen von Präparaten in die Haut

Peelingpräparat behandelte Haut gezogen, ist durch diesen Druck der abrasive Effekt weit stärker als z. B. nach einer Bürstenmassage. Sinnvoll sind auch hier parallele Striche zum Herzen hin, um gleichzeitig eine gewisse Lymphdrainage zu bewirken. Die Industrie hat auch spezielle Peelingscheiben mit unterschiedlicher Rauigkeit entwickelt, die man in den gleitenden Schröpfkopf einsetzen kann. Die Haut wird durch den Sog gegen die abrasiv wirkende Scheibe gedrückt und von ihren abgestorbenen Hornschüppchen, Schmutz, Talgresten und dergleichen befreit.

Mit den vergleichsweise harten Innenkanten des Vierkammersaugers bzw. der Silikonsaugglocke gelingt ein Peeling auch ohne abrasive Kosmetika. Das Ziehen der angesaugten Applikation über die eingecremte Haut genügt.

- **Applikation von Präparaten**

Nicht nur Peelingzubereitungen werden durch die Saugwellenmassage innig an die Haut gedrückt, sondern selbstverständlich auch andere Präparate, bei denen es darauf ankommt, sie intensiv in die Haut einzumassieren. Dies von Hand zu versuchen, ist sehr anstrengend und kann durch scharfe Fingernägel auch zu Verletzungen führen. Mit einem entsprechenden Gleitschröpfkopf, der über aufgeworfene Ränder verfügt, gelingt das druckvolle Einmassieren des jeweiligen Präparates sehr viel leichter und schonender. Gleichzeitig wird das Blut in der Haut dem Präparat „entgegengesaugt", wodurch sich seine Aufnahme in den Körper deutlich steigern lässt. Beachten Sie aber bitte, dass bei elektrisch betriebenen Saugwellengeräten die einzureibenden Präparate nicht in die Absaugdüse gelangen dürfen. Sie können das System verstopfen und die Vakuumpumpe außer Gefecht setzen.

- **Tipps bei Blutergüssen durch das Schröpfen**

Vor allem der unerfahrene Schröpftherapeut kann die richtige Dosierung bzgl. Saugstärke und Schröpfzeit noch nicht richtig abschätzen und produziert deshalb oft ungewollt Blutergüsse.

Bei einigen Krankheitsbildern (s. Tab. 2) ist der Bluterguss jedoch Voraussetzung für ein Wirken der Schröpfbehandlung. Gefährlich ist er nicht, aber, an sichtbaren Hautstellen, kosmetisch störend. Schließlich muss man irgendwann mal wieder unter die Leute!

In diesem Fall empfehlen wir Camouflage, das Abdecken der blauen Flecken mit einem speziellen Make-up. So können die Blutergüsse in Ruhe abheilen, die Therapie kann fortgesetzt werden und der Patient ist dennoch nicht neugierigen Blicken und dummen Fragen ausgesetzt.

12. Wellness

- **Entgiftung/Entschlackung**

Das inflationär verwendete Modewort „Wellness" lässt sich am besten durch sein Ziel definieren, dem Menschen Wohlbefinden, vielleicht noch treffender, Wohlgefühl zu verschaffen. Dies gelingt der Schröpftherapie gewissermaßen schon als „Nebenwirkung" jeder normalen Behandlung, wie in Kapitel 3, 12. berichtet.

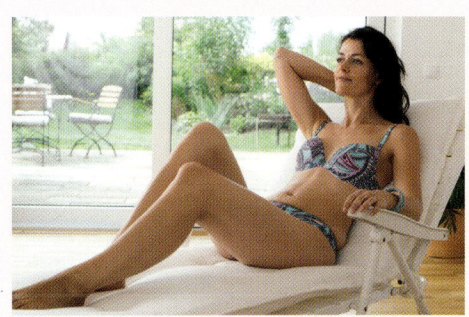

Abb. 106

Es geht aber noch etwas gezielter: Setzen Sie die Schröpfinstrumente dort an, wo sie reflektorisch die Ausscheidungsorgane Gallenblase und Niere beeinflussen können, nämlich unterhalb der Brust im rechten Bauchraum (Gallenblase), über dem rechten Schulterblatt (Gallenblase) und, gürtelförmig, am Rücken von den Segmenten L1 bis L4 seitwärts links und rechts (Niere/ableitende Harnwege). Unterstützen Sie den Entschlackungsvorgang durch eine Trinkkur mit mindestens drei Litern Mineralwasser oder ungesüßtem Tee pro Tag.

• **Gezielte Reflexzonenmassage für ein gesteigertes Wohlbefinden**
Da sich in unserer Wirbelsäule die Energiebahnen des Körpers parallelisieren und bündeln, wählen wir zur Steigerung des Wohlbefindens auch den Rücken links und rechts der Wirbelsäule. Anders als bei der Umstimmungstherapie sollte man hier behutsamer vorgehen und die Hautbereiche links und rechts der Wirbelsäule abschnittsweise und vor allem nicht so lange schröpfen, nämlich nicht mehr als 6–7 Minuten. Von hier aus erreichen wir eine Harmonisierung aller Organfunktionen, da parallel zur Wirbelsäule bekanntlich auch die Bahnen des vegetativen Nervensystems verlaufen.

• **Schlafvorbereitung**
Zielgebiet der Schröpftherapie ist diesmal der Bauchraum, an dem mindestens 20 Schröpfköpfe oder zwei große Saugmatten links und rechts der Mittellinie angesetzt werden sollten. Damit zieht man das Blut in den Bauchraum, weg von Kopf, Herz und Lungen und leitet damit sehr bewusst eine Umschaltung des Körpers auf „Ruhe" ein. Gleich nach Beendigung des Schröpfens sollte man sich deshalb direkt zu Bett begeben. Ein tiefer und erholsamer Schlaf wird sich nun einstellen.

• **Partnermassage/Verwöhnmassage**
Fast alle Schröpfanwendungen kann der Patient sich selbst verabreichen, nur für die Schulterregion und den hinteren Brustkorb benötigt er eine

Hilfsperson, bei Bewegungseinschränkungen in den Schulter- und Ellenbogengelenken auch für den übrigen Rücken und die Kreuzbeingegend. Bei der Partnermassage geht es aber nicht um Zweckmäßigkeit, sondern darum, sich einem Menschen bewusst liebevoll zuzuwenden und ihn mit sanften Streicheleinheiten zu verwöhnen.

Das geeignetste Verfahren hierfür ist die Saugwellenmassage bei reduzierter Vakuumstärke. Mit sanften Behandlungsstrichen von distal (herzfern) nach proximal (herznah) kann in einer Viertelstunde der ganze Körper durchgearbeitet werden. Das tut dem Kranken wie dem Gesunden sehr gut.

Erlaubt ist, was gefällt, deshalb kann die Behandlung bald auch die erogenen Zonen mit einbeziehen, also die Innenseiten der Oberschenkel, die Leistengegend, den Po und (mit der nötigen Vorsicht und Zärtlichkeit!) auch die weibliche Brust.

Das geeignete Umfeld für eine solche Massage ist Kerzenlicht, sinnliche Musik und vielleicht zwei Gläser Champagner ...

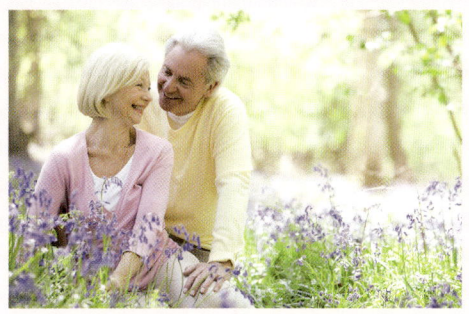

Abb. 107

5. Gegenanzeigen/Kontraindikationen

Auf keinen Fall sollten Sie bei folgenden Erkrankungen schröpfen (sog. absolute Kontraindikationen):

- Blutgerinnungsstörungen, z.B. bei Bluterkrankheit oder blutverdünnender Therapie („Marcumar")
- Reizbare Hauterkrankungen wie
  · Schuppenflechte (Psoriasis)
  · Nesselsucht (Urtikaria)

Bei den Krankheiten mit Blutungsneigung könnte das Schröpfen unkontrollierte Blutungen ins Gewebe mit der Ausbildung großer Blutergüsse provozieren. Reizbare Hauterkrankungen reagieren auf jede mechanische Manipulation mit verstärktem Auftreten der krankhaften Ausschläge und sollten deshalb ebenfalls tunlichst in Ruhe gelassen werden.

Sog. relative Kontraindikationen sind solche Gegenanzeigen, bei denen der Arzt/Therapeut abwägen muss, ob er das Schröpfen einsetzen will oder nicht:

- Schwangerschaft (auf keinen Fall bei Risikoschwangerschaft und nicht über Becken, Bauch oder Kreuzbein behandeln!)
- Tumoren
- Entzündungen
- Frische Verletzungen/Wunden
- Blutungen
- Morbus Sudeck
- Diabetes, vor allem die diabetische Polyneuropathie mit Gefühlsstörungen, insbesondere ...
- ... diabetischer Fuß
- Arteriosklerose/Arterienverkalkung (Raucherbein!)

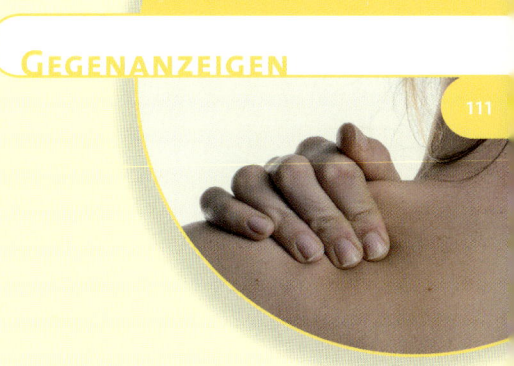

- Krampfadern
- Sonstige Gefäßerkrankungen
- Alle unklaren/akuten Störungen und Zustände
- Reizbare Narben mit der Neigung zu Keloidbildung

Wenn Sie sich nicht sicher sind, ob Sie bei einem bestimmten Krankheitsbild schröpfen dürfen oder nicht, wenden Sie sich bitte an den Therapeuten Ihres Vertrauens und beziehen Sie ihn in Ihre Entscheidung mit ein.

6. Anwendungstabellen für das Schröpfen

Die Tabellen auf den folgenden Seiten dienen der raschen Orientierung, wie, wo und wie lange Sie die Schröpfbehandlung bei den häufigsten darauf ansprechenden Beschwerden anwenden können. Die angegebenen Dosierungen sind lediglich Richtwerte, die aus langjähriger Erfahrung ermittelt wurden. Verwenden Sie diese Angaben über Saugstärke, Behandlungszeit, Behandlungsfrequenz usw. als Anhaltspunkte für Ihre eigene, individuell verträgliche Dosierung, die Sie selbst durch geduldiges Ausprobieren herausfinden müssen.

Bewegungsapparat

	Genaue Beschreibung S.	Zeit/ Min.	Wie oft/ Woche 1	Wie oft/ Woche 2	Wie oft/ Woche 3	Dauer/ Wochen	Schröpforte
Schultergelenk-Arthrose	42	10	2	1	0.5	4	Schulter außen
Ellenbogengelenk-Arthrose	42	10	2	1	0.5	4	Ellenbogen außen
Arthrose an Hand-/Fingergelenken	42–43	8	2	1	0.5	4	Handrücken/Unterarm
Hüftgelenk-Arthrose	43	15	2	2	1	8	Gesäß seitlich
Kniegelenk-Arthrose	44	15	2	2	1	8	Knie seitlich, Kniekehle
Arthrose an Fuß-/Zehengelenken	45	10	2	1	0.5	4	vor und hinter Fußknöchelchen, Fußrücken
Arthrose der Wirbelsäule	45–46	15	2	2	2	8	links und rechts der Wirbelsäule, je nach Schmerz
Sehnenscheidenentzündung am Unterarm	47–48	8	2	2	1	6	über der schmerzhaften Sehne
Muskelverspannungen	48–49	10	2	1	0.5	4	um die Schmerzpunkte
Rheumatischer Formenkreis	49–50	8	2	1	0.5	6	um die Schmerzpunkte
Osteoporose	51	12	2	2	2	8	links und rechts der Wirbelsäu

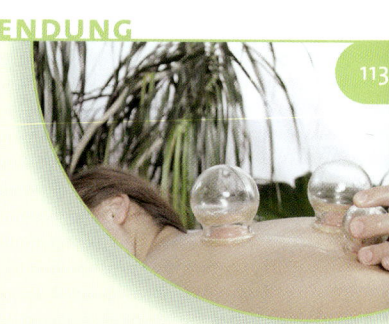

Stärke 1–5	Schröpf-instrumente	Anzahl Gläser	Anzahl Matten	Pulsation	Saugwellen-massage	Blutiges Schröpfen?	Blutegel?	Bemerkungen/ Besonderheiten
4	mittelgroß	≤ 10	2	ja	ja	ja	(ja)	-
3	klein	≤ 6	2	ja	ja	ja	(ja)	-
2	klein, Saugmatte	≤ 5	1–2	nein	nein	nein	nein	-
5	groß	≤ 8	2	ja	ja	ja	(ja)	-
4	mittelgroß	≤ 8	1–2	ja	ja	ja	ja	blutiges Schröpfen/ Blutegel in der Kniekehle
3	klein/mittelgroß	≤ 6	1	nein	nein	nein	nein	-
5	groß, Saugmatte	≤ 18	2	ja	ja	ja	ja	-
2	klein, Saugmatte	≤ 4	1	nein	ja	nein	nein	-
4	mittelgroß	≤ 6	2	ja	ja	nein	nein	zunächst um den schmerzhaften Muskel herum schröpfen
4	mittelgroß	≤ 10	2	ja	ja	ja	ja	Nicht im akuten Schub!
3	mittelgroß	≤ 20	2	ja	ja	nein	nein	-

Sportmedizin

	Genaue Beschreibung S.	Zeit/ Min.	Wie oft/ Woche 1	Wie oft/ Woche 2	Wie oft/ Woche 3	Dauer/ Wochen	Schröpforte
Vorbereitung auf die Belastung	52–53	7	bei Bedarf	-	-	-	je nach Sportart
Nach dem Sport	53–54	7	bei Bedarf	-	-	-	je nach Sportart
Übertrainierte Zustände	54	10	4	-	-	-	um die Schmerzpunkte
Verletzungen/Verletzungsfolgen	55–57	8	2	2	2	6	um die Verletzung

Herz-Kreislauf-System

	Genaue Beschreibung S.	Zeit/ Min.	Wie oft/ Woche 1	Wie oft/ Woche 2	Wie oft/ Woche 3	Dauer/ Wochen	Schröpforte
Hoher Blutdruck	58	10	1	-	1	-	Rücken, seitl. Brustkorb
Niedriger Blutdruck	58–59	10	2	2	2	8	Wirbelsäule, Rumpf, seitl. Beine
Arteriosklerose	59–60	5	2	2	2	8	an der mangeldurchbluteten Haut
Angina pectoris	60–61	8	2	2	2	8	Herzgegend, vordere Schulter, linker Oberarm
Herzschwäche	61–62	5	1	1	1	6	Herzgegend, Schultern, Arme, Beine
Venenerkrankungen	62–63	10	2	-	2	8	herzwärts der Krampfadern
Lymphödem	63–64	10	2	2	2	8	herzwärts des Ödems

Stärke 1–5	Schröpf-instrumente	Anzahl Gläser	Anzahl Matten	Pulsation	Saugwellen-massage	Blutiges Schröpfen?	Blutegel?	Bemerkungen/ Besonderheiten
4	mittelgroß bis groß	≤ 10	2	ja	ja	nein	nein	-
4	mittelgroß bis groß	≤ 10	2	ja	ja	nein	nein	-
4	mittelgroß bis groß	≤ 6	2	ja	ja	nein	nein	zunächst um den schmerzhaften Muskel herum
2	klein	≤ 6	1	nein	nein	nein	nein	Erst eine Woche nach Verletzung schröpfen! Vorher um und oberhalb der Verletzung!

Stärke 1–5	Schröpf-instrumente	Anzahl Gläser	Anzahl Matten	Pulsation	Saugwellen-massage	Blutiges Schröpfen?	Blutegel?	Bemerkungen/ Besonderheiten
4	groß	≤ 20	1	nein	nein	ja	ja	Entzug von ca. 250 ml Blut
4	groß	≤ 20	2	ja	ja	nein	nein	-
2	Saugmatte	≤ 2	1	nein	nein	nein	nein	Bei Abblassen der Haut Schröpfen beenden!
3	mittelgroß	≤ 12	1	ja	ja	nein	ja	Bei Beschwerden Schröpfen beenden!
3	mittelgroß	≤ 15	2	ja	ja	ja	ja	Bei Beschwerden Schröpfen beenden!
3	Saugmatte!	≤ 2	2	ja	ja	ja	ja	Nicht direkt über der Krampfader!
3	mittelgroß	≤ 12	2	ja	ja	nein	nein	Nur Saugwellenmassage, kein statisches Schröpfen!

Atmung

	Genaue Beschreibung S.	Zeit/ Min.	Wie oft/ Woche 1	Wie oft/ Woche 2	Wie oft/ Woche 3	Dauer/ Wochen	Schröpforte
Akute Bronchitis	64–65	8	3	3	-	2	Brustwand vorne und hinten
Chronische Bronchitis	65–66	10	1	1	1	25	Rücken, Brust
Asthma bronchiale	66–67	8	1	1	1	25	Rücken, Brust, Halsansatz
Lungenentzündung	67–68	8	2	2	1	3	je nach Sitz der Entzündung
Rippen-/Lungenfellentzündung	67–68	8	2	2	1	3	je nach Sitz der Entzündung

Hals-Nasen-Ohren-Erkrankungen

	Genaue Beschreibung S.	Zeit/ Min.	Wie oft/ Woche 1	Wie oft/ Woche 2	Wie oft/ Woche 3	Dauer/ Wochen	Schröpforte
Kehlkopfentzündung	68–69	5	2	1	-	< 2	links und rechts vom Kehlkopf
Halsentzündung	69	5	2	1	-	< 2	Hals bis Kinnwinkel
Mandelentzündung	69	5	2	1	-	< 2	Hals/Kinn bis Ohr
Nasennebenhöhlenentzündung	69–70	4	2	1	-	< 2	ober-/unterhalb der Augen, Nacken
Mittelohrentzündung	70	5	2	1	-	< 2	um das Ohr, Nacken
Tinnitus	70–71	5	2	2	2	16	um das Ohr, Nacken

Stärke 1–5	Schröpf-instrumente	Anzahl Gläser	Anzahl Matten	Pulsation	Saugwellen-massage	Blutiges Schröpfen?	Blutegel?	Bemerkungen/ Besonderheiten
4	groß	≤ 30	2	ja	ja	nein	nein	-
5	groß, große Saugmatte	≤ 20	2	ja	ja	ja	ja	Nach 8 Wochen 2 Wochen Pause!
4	groß, große Saugmatte	≤ 20	2	ja	ja	ja	ja	Beim akuten Anfall nie ohne Therapeut!
4	groß, große Saugmatte	≤ 12	2	nein	ja	nein	nein	-
4	groß, große Saugmatte	≤ 12	2	nein	ja	nein	nein	-

Stärke 1–5	Schröpf-instrumente	Anzahl Gläser	Anzahl Matten	Pulsation	Saugwellen-massage	Blutiges Schröpfen?	Blutegel?	Bemerkungen/ Besonderheiten
3	klein, kleine Saugmatte	≤ 8	2	nein	nein	nein	nein	Kinder: max. 3 Min.!
3	klein, kleine Saugmatte	≤ 10	2	nein	nein	nein	nein	Kinder: max. 3 Min.!
3	klein, kleine Saugmatte	≤ 8	2	nein	nein	nein	nein	Bei Fieber: Arzt befragen!
2	klein, kleine Saugmatte	≤ 5	2	nein	nein	nein	nein	Behutsam behandeln!
2	klein, kleine Saugmatte	≤ 10	1	nein	nein	nein	nein	-
2	klein, kleine Saugmatte	≤ 10	1	nein	nein	nein	nein	-

Verdauungssystem

	Genaue Beschreibung S.	Zeit/ Min.	Wie oft/ Woche 1	Wie oft/ Woche 2	Wie oft/ Woche 3	Dauer/ Wochen	Schröpforte
Speiseröhrenentzündung	71–72	10	2	2	2	12	Brustbein links und rechts Brustwirbelsäule links und rec
Magenschleimhautentzündung	72–73	10	2	2	2	12	über dem Magen, Th1–Th10 links
Reizdarm	73–74	10	2	2	2	16	um den Nabel, Th5–L5, Kolonrahmen
Verstopfung	74–76	10	3	3	2	16	um den Nabel, Th5–L5, Kolonrahmen
Gallenleiden	76–77	8	2	1	1	12	rechter Rippenbogen, Th2–Th11

Stoffwechsel/Hormonsystem (Endokrinium)

	Genaue Beschreibung S.	Zeit/ Min.	Wie oft/ Woche 1	Wie oft/ Woche 2	Wie oft/ Woche 3	Dauer/ Wochen	Schröpforte
Übergewicht	77–78	10	3	2	2	12	Bauch, Gesäß, Oberschenkel
Zuckerkrankheit: Missempfindungen durch geschädigte kleine Nerven	80	5	2	2	2	8	um die Missempfindung herum
Zuckerkrankheit: Diabetischer Fuß	80–81	4	1	1	1	4	Fuß
Gicht	81–82	8	2	2	2	8	um die schmerzenden Stellen

Stärke 1–5	Schröpf-instrumente	Anzahl Gläser	Anzahl Matten	Pulsation	Saugwellen-massage	Blutiges Schröpfen?	Blutegel?	Bemerkungen/ Besonderheiten
5	groß, große Saugmatte	≤ 16	2	nein	nein	nein	nein	-
5	groß, große Saugmatte	≤ 16	1–2	nein	nein	nein	nein	-
5	groß, große Saugmatte	≤ 20	2	ja	ja	nein	nein	Reihenfolge: Bauch – Rücken – Bauch
5	groß, große Saugmatte	≤ 20	2	ja	ja	ja	ja	Reihenfolge: Bauch – Rücken – Bauch
4	groß, große Saugmatte	≤ 16	1	ja	ja	nein	nein	Nicht während akuter Kolik!

Stärke 1–5	Schröpf-instrumente	Anzahl Gläser	Anzahl Matten	Pulsation	Saugwellen-massage	Blutiges Schröpfen?	Blutegel?	Bemerkungen/ Besonderheiten
5	groß, große Saugmatte	≤ 20	2	ja	ja	ja	ja	-
2	klein, kleine Saugmatte	≤ 5	1	nein	nein	nein	nein	Nicht direkt über dem geschädigten Segment!
2	klein, kleine Saugmatte	≤ 5	1	nein	nein	nein	nein	Sehr vorsichtig behandeln!
4	klein, kleine Saugmatte	≤ 8	1	nein	ja	ja	ja	-

Ausscheidungs- und Geschlechtsorgane

	Genaue Beschreibung S.	Zeit/ Min.	Wie oft/ Woche 1	Wie oft/ Woche 2	Wie oft/ Woche 3	Dauer/ Wochen	Schröpforte
Harnwegsinfekt	82–83	6	2	1	-	2	Darmbeinbogen, L1–L4
Prostatitis	83–84	6	2	2	2	12	Leiste, Kreuzbein, Darmbein
Prostataadenom	83–84	10	2	2	2	16	Oberhalb Leiste um das Kreuzbein
Schmerzhafte Regelblutung	84–85	8	2	-	-	1	Leiste L2–L4
Wechseljahrsbeschwerden	85–86	10	2	2	2	16	Darmbein, Leiste, L2–L4
Sexuelle Störungen der Frau	86	8	2	2	2	12	Unterbauch, Kreuzbein, Oberschenkel innen
Sexuelle Störungen beim Mann	87	8	2	2	2	12	Leiste, Kreuzbein, Oberschenkel innen

Nervensystem/Psyche

	Genaue Beschreibung S.	Zeit/ Min.	Wie oft/ Woche 1	Wie oft/ Woche 2	Wie oft/ Woche 3	Dauer/ Wochen	Schröpforte
Vegetative Dystonie	87–89	10	2	2	2	16	Wirbelsäule abschnittsweise
Depressionen	89–90	8	2	2	2	16	je nach Beschwerdebild,
Angsterkrankungen	89–90	8	2	2	2	16	Nacken, Magengrube, Herzgegend, Brustwirbelsäule
Neuralgien	90–91	6	1	1	1	16	um die schmerzende Stelle
Kopfschmerzen	91–93	4	3	2	2	16	Nacken, Schläfen, Stirn
Schmerzkrankheit	93–97	6	2	2	1	16	nach Verordnung des Arztes
Rückenschmerzen	96–97	8	3	3	3	16	längs der Wirbelsäule li. u. re.
Schlafstörungen	98	8	2	2	2	8	Herzgegend, Nacken

Stärke 1–5	Schröpf-instrumente	Anzahl Gläser	Anzahl Matten	Pulsation	Saugwellen-massage	Blutiges Schröpfen?	Blutegel?	Bemerkungen/Besonderheiten
4	groß, große Saugmatte	≤ 12	2	nein	nein	nein	nein	Bei Fieber nur in Zusammen-arbeit mit dem Arzt!
3	groß, große Saugmatte	≤ 12	2	nein	nein	nein	nein	Nicht im akuten Stadium!
4	groß, große Saugmatte	≤ 16	2	ja	ja	ja	ja	-
4	groß, große Saugmatte	≤ 16	2	ja	ja	nein	nein	-
4	groß, große Saugmatte	≤ 16	2	ja	ja	ja	ja	-
3	groß, große Saugmatte	≤ 20	2	ja	ja	nein	nein	-
4	groß, große Saugmatte	≤ 20	2	ja	ja	nein	nein	-

Stärke 1–5	Schröpf-instrumente	Anzahl Gläser	Anzahl Matten	Pulsation	Saugwellen-massage	Blutiges Schröpfen?	Blutegel?	Bemerkungen/Besonderheiten
4	groß, große Saugmatte	≤ 20	2	ja	ja	ja	ja	-
4	mittelgroß z.B. Herzgegend	≤ 12	2	ja	ja	nein	nein	-
4	mittelgroß	≤ 12	2	ja	ja	nein	nein	-
2	klein	≤ 6	1	nein	nein	nein	nein	Bei Verschlimmerung sofort unterbrechen!
2	klein	≤ 4	1–2	ja	nein	nein	nein	Rücksprache mit Arzt!
4	mittelgroß	≤ 6	1–2	ja	ja	ja	ja	Rücksprache mit Arzt!
5	groß	≤ 6	2	ja	ja	ja	ja	-
3	mittelgroß	≤ 10	2	ja	nein	nein	nein	Bei Schlafbedürfnis Behandlung beenden!

Haut/Kosmetik

	Genaue Beschreibung S.	Zeit/ Min.	Wie oft/ Woche 1	Wie oft/ Woche 2	Wie oft/ Woche 3	Dauer/ Wochen	Schröpforte
Narben	99–100	10	3	3	3	25	über der Narbe
Chronische Wunden	100–101	5	2	2	1	4	über der Wunde
Allergien	101–102	10	2	2	2	16	Wirbelsäule
Cellulite	102–105	7-12	3	3	3	20	über den Veränderungen, zum Herzen hin
Peeling	105–106	10	2	2	2	bei Bedarf	gesamte Haut
Applikation von Präparaten	106	8	3	3	3	bei Bedarf	gesamte Haut

Wellness

	Genaue Beschreibung S.	Zeit/ Min.	Wie oft/ Woche 1	Wie oft/ Woche 2	Wie oft/ Woche 3	Dauer/ Wochen	Schröpforte
Entgiftung/Entschlackung	107	8	2	1	0	2	über Gallenblase, zwischen Schulterblättern, L1–L4
Wohlbefinden	108	6	2	2	2	unbegrenzt	Wirbelsäule
Schlafvorbereitung	108	6	2	2	2	unbegrenzt	Herzgegend, Nacken
Partnermassage	108–109	8	-	-	-	unbegrenzt	nach Belieben

Stärke 1–5	Schröpf- instrumente	Anzahl Gläser	Anzahl Matten	Pulsation	Saugwellen- massage	Blutiges Schröpfen?	Blutegel?	Bemerkungen/ Besonderheiten
5	klein bis mittelgroß, Gleitmassagekopf	≤ 1	1	ja	ja	nein	nein	Sternförmig über der Narbe behandeln!
5	großes Glas	≤ 1	1	ja	nein	ja	ja	Nur in Zusammenarbeit mit dem Therapeuten!
5	groß, große Matte	≤ 20	2	ja	nein	ja	ja	Nicht über der entzündeten Haut!
4-5	Gleitmassagekopf	1	1	ja	ja	nein	nein	Begleitende Allgemein- maßnahmen!
5	Gleitmassagekopf	1	1	nein	ja	nein	nein	ggf. Peelingpräparat auftragen
4	Gleitmassagekopf	1	1	nein	ja	nein	nein	vorher das Präparat auftragen

Stärke 1–5	Schröpf- instrumente	Anzahl Gläser	Anzahl Matten	Pulsation	Saugwellen- massage	Blutiges Schröpfen?	Blutegel?	Bemerkungen/ Besonderheiten
4	mittel	≤ 20	2	ja	nein	ja	ja	3 Liter/Tag trinken
3	mittel	≤ 12	1–2	ja	nein	nein	nein	-
3	mittel	≤ 10	1–2	nein	nein	nein	nein	Bei Schlafbedürfnis Behandlung beenden!
4	mittel	1	1	nein	ja	nein	nein	2 Gläser Sekt?

Literatur

1. Schmidt CC (1908)
Schmidt's Jahrbücher der In-
und ausländischen Medicin;
Otto Wigand, 1908

2. Böhmert W (1954)
Clinical Experiences with gliding
suction massage; Med Klin (Munich),
1954 Nov; 49(47), pp 1887-1888

3. Böhmert W (1955)
Die Methodik und Technik für
Gleitende Saugmassage;
Medizinal-Markt Nr. 6, 1955; pp 189-191

4. Böhmert W (1955)
Leitfaden für die Durchführung der
gleitenden Saugmassage;
Haase Otto, 1955

5. Schmitz F, Böhmert W (1955)
Clinical experiences with gliding suction
massage; Med Klin (Munich), 1955 Feb;
50(6), pp 252-253

6. Reske W (1955)
Clinical experience with the gliding
suction massage; Med Klin (Munich),
1955 May; 50(19), pp 829

7. Deutsche Akademie der Wissenschaften
zu Berlin (1956); Wissenschaftliche Anna-
len Akademie-Verlag, 1956

8. Partzsch J (1957)
Untersuchungen und Erwägungen zur
Wirkungsweise der gleitenden Saug-
massage 1957

9. Rohrbach W (1960)
On the theory and practice of suction
wave therapy; Arch Phys Ther (Leipz),
1960 Jul-Aug; 12, pp 327-330

10. Dietrich F, Dietrich R (1961)
Bibliographie der deutschen Zeitschriften-
literatur: Mit Einschluss von Sammel-
werken F. Dietrich, 1961

11. Melzack R, Wall PD (1962)
On the nature of cutanous sensory
mechanisms; Brain, 1962 Jun; 85,
pp 331-356

12. Krumhansl BR (1964)
Suction Massage;
Phys Ther, 1964 Dec; 44, pp 1094

13. Melzack R, Wall PD (1965)
Pain mechanisms: a new theory
Science, 1965 Nov; 150(699), pp 971-979

14. Tangerdnig R (1969)
A new method of cleaning the teeth and
parodontal spaces and suctionmassage of
the gingiva; Quintessenz, 1969 Jun; 20(6),
pp 53-54

15. Melzack R, Wall PD (1970)
Evolution of pain theories; Int Anesthesiol
Chin, 1970 Spring; 8(1), pp 3-34

16. Liashenko GT, Bashkirova ZE (1974)
Combined treatment of parodontosis
using vacuum massage and hydromas-
sage with carbonic acid
Voen Med Zh, 1974 Feb; (2), pp 67-68

17. Pedini G, Zaietta P (1975)
On some aspects of activation of tissueli-
polysis by mechanical factors; Minerva
Med, 1975 Jan 31; 66(7), pp 318-323, Italian

18. Grubianov AI (1975)
Vacuum compression vibration massage in
the treatment of periodontal diseases;
Stomatologiia (Mosk), 1975 Mar-Apr; 54(2),
pp 21-23

19. Pekker RIa, Grudianov AI, Sluzhaev IF (1977)
Action of vibration vacuum-compression
massage on the blood vessels of the paro-
dontium Stomatologiia (Mosk), 1977 Jul
Aug; 56(4), pp 26-29

20. Jenrich W (1978)
Vakuummmassage – ein neues und effek-
tives Therapieverfahren;
Humanitas 18, 1978; 20, Berlin

21. Danz J, Callies R, Hrdina A (1981)
Einfluss einer abgestuften Vakuum-
saugmassage auf die Hauttemperatur;
Z Physiother Jg 33, 1981; pp 85-92

22. Kunichev LA (1981)
Machine massage;
Med Sestra, 1981 Sep; 40(9), pp 36-40

23. Heinrich U, Meick B, Tronnier H (1994)
Neue Wege bei Behandlung von Cellulite;
Pharmaz Zeit 45, 139 Jg, 1984 Nov; 10,
pp 34-38

24. Zöbelein H (1984)
Die petechiale Saugmassage; Haug, 1984

25. Zil'ber EA, (1988)
Clinico-physiologic evaluation of the
oscillatory modulation of breathing and
vacuum massage as methods of respira-
tory physiotherapy in chronic obstructive
diseases of the lungs; Vestn Akad Med
Nauk SSSR, 1988; (9), pp 35-39

26. Kalinina EL (1989)
The use of cup massage; Med Sestra,
1989 Apr; 48(4), pp 60-61

27. Gaponiuk Pla, Boiarskaia NN (1990)
The new „Reflex-PMA" portable apparatus
for vacuum massage; Vopr Kurortol Fizio-
ter Lech Fiz Kult, 1990 Jul-Aug; (4), pp 62-63

28. Sørensen L, Ibsen KE (1993)
Purulent myofasciitis in a patient with
diabetes treated with a vacuum body
by a zone therapist; Ugeskr Laeger, 1993 Jul;
155(27), pp 2150-2152

29. Abele J (1996)
Das Schröpfen. Eine bewährte alternative
Heilmethode; Urban & Fischer Verlag, 1996

30. Celik U (1996)
Vacuum massage appliance; Official Gazette
of the United States Patent and Trademark
Office; Patents, 1996 Nov; 1192(4), pp 2700

31. Lucassen GW, van der Sluys WLN, van Herk
JJ, Nuijs AM, Wierenga PE, Barel AO, Lamb-
recht; R (1997); The effectiveness of massage
treatment on cellulite as monitored by ultrasound imaging; Skin Research and
Technology 1997; 3, pp 154-160

32. Piotrowski H (1997)
Die Kunst des Schröpfens. Basiswissen
und Praxis; Sonntag, 1997

33. Fodor PB (1997)
Endermologie (LPG): does it work?;
Aesthetic Plast Surg, 1997 Mar; 21(2), pp 68

34. Ersek RA, Mann GE 2nd, Salisbury S,
Salisbury AV (1997)
Noninvasive mechanical body contouring:
a preliminary clinical outcome study;
Aesthetic Plast Surg, 1997 Mar-Apr; 21(2),
pp 61-67

35. Chang P, Wiseman J, Jacoby T, Salisbury AV,
Ersek RA (1998); Noninvasive mechanical
body contouring: (Endermologie) a one-
year clinical outcome study update
Aesthetic Plast Surg, 1998 Mar-Apr; 22(2),
pp 145-153

36. Collis N, Elliot LA, Sharpe C, Sharpe DT
(1999) Cellulite treatment: a myth or
reality: a prospective randomized,
controlled trial of two therapies, endermologie and aminophylline cream;
Plast Reconstr Surg, 1999 Sep; 104(4),
pp 1110-1114

37. Benelli L, Berta JL, Cannistra C, Amram P,
Benhamou G (1999) Endermologie: humo-
ral repercussions and estrogen interaction
Aesthetic Plast Surg, 1999 Sep-Oct; 23(5),
pp 312-315

38. Damjanova J, Ikonomova V (2000)
Observation of vacuum-massage and
laserpuncture in overweight patients;
Fizikalna Kurortna i Rekhabilitatsionna
Meditsina, 2000; 39(1), pp 25-26

39. Hötting H (2001)
Schröpfen. Eine praktische Einführung in
eine alte Heilmethode; Droemer Knaur,
2001 Mar

40. Adcock D, Paulsen S, Jabour K, Davis S,
Nanney LB, Shack RB (2001); Analysis of
the effects of deep mechanical massage
in the porcine model Plast Reconstr Surg,
2001 Jul; 108(1), pp 233-240

41. Altmeyer P, Bacharach-Buhler M,
Buhles N (2002)
Springer Enzyklopädie Dermatolo-
gie, Allergologie, Umweltmedizin:
Springer, Buchhändler-Vereinigung,
2002

42. Gleditsch JM, Ogal HP (2002)
Mikroakupunktsysteme: Maps;
Grundlagen und Praxis der somatotopi-
schen Therapie; Georg Thieme Verlag
2002

43. Meng A (2002)
Ratgeber für chinesische Reflexbehand-
lung; AMI-Verl, 2002

44. Alekseev YN, Smirnov BM,
Alekseev NY (2002)
Optimal choice of vacuum-membrane
skeletal muscle extension
Bull Exp Biol Med. 2002 Feb; 133(2),
pp 160-163

45. Paatzsch C, Kannengießer W (2002)
Schröpfen für neue Lebenskraft. Einfache
Anleitungen für die Selbstbehandlung zu
Hause; Suedwest Verlag, 2002 Mai

46. Chirali IZ (2002)
Schröpftherapie in der
Chinesischen Medizin
Elsevier, Urban & Fischer Verlag, 2002 Jul

47. Abele J (2003)
Das Schröpfen
Elsevier, Urban & Fischer Verlag, 2003, 5.A.

48. Matejka R (2003)
Ausleitende Therapieverfahren
Urban & Fischer Verlag, 2003

49. Schoen AM (2003)
Akupunktur in der Tiermedizin:
Lehrbuch und Atlas für die Klein-
und Großtierbehandlung
Elsevier, Urban & Fischer Verlag, 2003

50. Pedersen L, Hansen B, Jemec GB (2003)
Mechanical properties of the skin: a com-
parison between two suction cup methods
Skin Res Technol. 2003 May; 9(2), pp 111-115

51. Töth F (2003)
Die Schröpftherapie
Rodaxmed 2003 Juni, pp 3-12

52. Mallett SR, Cohen W, Ignon RG (2003)
Microdermabrasion and suction massage
apparatus and method; Official Gazette of
the United States Patent ans Trademark
Office, Patents, 2003 Jul; 1272(3)

53. Matejka R (2003)
Treib' die Krankheit aus dem Körper:
Wie Ihnen ausleitende Verfahren helfen:
Wenn die Schulmedizin nicht mehr weiter
weiß: So nutzen Sie Schröpfen, ... und Co.
bei zahlreichen Beschwerden
Georg Thieme Verlag 2003 Aug

54. Abele J (2003)
Schröpfkopfbehandlung. Theorie und
Praxis; Haug Karl, 2003 Dez

55. Reimers A (2003)
Objektivierung verschiedener Reize im
Dermatom (schröpfen, nadeln, quaddeln)
durch Dopplerultraschalluntersuchung
Ärztezeitschr f Naturheilverf u Regu-
lationsmed, 2003 Dec; 44(12), pp 903-906

56. Barlet J (2004)
Essentials Allgemeinmedizin
Georg Thieme Verlag 2004

57. Maurer R (2004)
Baden, schröpfen, amputieren
Verlagshaus der Ärzte, 2004

58. Ogal HP, Kolster BC (2004)
Propädeutik der neuen Schädelakupunktur
nach Yamamoto (ynsa)
Georg Thieme Verlag 2004

59. Storck U, Hoffa A (2004)
Technik der Massage: Kurzlehrbuch
Georg Thieme Verlag, 2004

60. Krause D (2004)
Aderlass und Schröpfen –

Instrumente aus der Sammlung
des Karl-Sudhoff-Instituts
Shaker, 2004 Jul

61. Ketzel N (2004-2005)
Das Schröpfen. Die sanfte Vakuumtherapie
als alternative Heilmethode;
Hausarbeit in der Weiterbildung,
2004 Aug bis 2005 Jul

62. Worret WI, Jessberger B (2004)
Effectiveness of LPG treatment in morphea
Eur Acad Dermatol Venereol. 2004 Sep; 18(5),
pp 527-530

63. Shaplygin LV, Koval' AM, Pavlenko AV,
Kazachenko; Alu (2004); Apparatus
Aeltis- Synchro-02-"Yarilo" and vacuum
laser therapeutic urologic massager AMVL
01-" Yarovit in the treatment of chronic
prostatitis complicated with copulation
disfunction Urologiia, 2004 Sep-Oct; (5),
pp 34-36

64. Ahmed SM, Madbouly NH, Maklad SS, Abu--
Shady; EA (2005); Immunomodulatory
effects of blood letting cupping therapy in
patients with rheumatoid arthritis; Egypt J
Immunol, 2005; 12(2), pp 39-51

65. Beer AM (2005)
Stationäre Naturheilkunde: Handbuch für
Klinik und Rehabilitation
Elsevier, Urban & Fischer Verlag, 2005

66. Graf, S, Drews S (2005)
Naturheilkunde und Schulmedizin
Südwest-Verlag, 2005

67. Wieden T (2005)
Leitfaden Schmerztherapie
Elsevier, Urban & Fischer Verlag, 2005

68. Alster TS, Tanzi EL (2005)
Cellulite treatment using a novel combina-
tion radiofrequency, infrared light, and
mechanical tissue manipulation device
J Cosmet Laser Ther, 2005 Jun; 7(2),
pp 81-85

69. Willy C (2005)
Die Vakuumtherapie: Grundlagen, Indikati-
onen, Fallbeispiele, praktische Tipps; Willy,
Christian, 2005 Jul

70. Ramey JS, Beardall LK, Simon EM,
Block RD (2005); Method and system for
performing microabrasion and suction
massage; Official Gazette of the United
States Patent and Trademark Office
Patents; p. No Pagination, 2005 Aug

71. von Thews F, von Thews MJ (2005)
Schröpfen in der TCM: Ba Guan Fa,
2005 Aug

72. Jänicke C, Grünwald J (2006)
Alternativ heilen: Kompetenter Rat aus
Wissenschaft und Praxis. Methoden,
Anwendung, Selbstbehandlung
Gräfe und Unzer 2006

73. Tham LM, Lee HP, Lu C (2006)
Cupping: From a biomechanical
perspective
Journal of Biomechanics, 2006; 39(12),
pp 2183-2193

74. Sherman KJ, Cherkin DC, Deyo RA, Erro JH,
Hrbek A, Davis RB, Eisenberg DM (2006)
The diagnosis and treatment of chronic
back pain by acupuncturists, chiro-
practors, and massage therapists
Clin J Pain, 2006 Mar-Apr; 22(3),
pp 227-234

75. Mataix J, Belinchón I, Banuls J, Pastor N,
Betlloch I (2006), Skin lesions from the
application of suction cups for therapeutic purposes; Actas Dermosifiliogr,
2006 Apr; 97(3), pp 212-214

76. Lüdtke R, Albrecht U, Stange R,
Uehleke B (2006), Brachialgia para-
esthetica nocturna can be relieved by
„wet cupping"- results of a randomised
pilot study; Complement Ther Med, 2006
Dec; 14(4), pp 247-253

77. Nootheti PK, Magpantay A, Yosowitz G,
Calderon S, Goldman MP (2006)
A single center, randomized, comparative,
prospective clinical study to determine
the efficacy of the VelaSmooth system
versus the Triactive system for the
treatment of cellulite; Lasers Surg Med.
2006 Dec; 38(10), pp 908-912

78. Bischoff HP, Schmiedel V (2007)
Leitfaden Naturheilkunde: Methoden,
Konzepte und praktische
Anwendung; 2007

79. Dejung B (2007)
Chronische Schmerzen: Triggerpunkte
suchen!; Ärtzl Prax 47, 2007 Nov; pp 7

80. Lohmann M (2007)
Einstieg in die Naturheilpraxis
Urban & Fischer Verlag, 2007

81. Melchart D, Brenke R, Dobos G, Gaisbauer
M, Saller R (2007); Naturheilverfahren:
Leitfaden für die ärztliche Aus-, Fort- und
Weiterbildung; Schattauer-Verlag, 2007

82. Pollmann N, Pollmann A (2007)
Kursbuch Akupunktur
Urban & Fischer Verlag, 2007

83. Warren AG, Janz BA, Borud LJ, Slavin SA
(2007); Evaluation and management of the
fat leg syndrome; Plast Reconstr Surg, 2007
Jan; 119(1), pp 9e-15e

84. Sadick N, Magro C (2007)
A study evaluating the safety and efficacy
of the VelaSmooth system in the treatment of cellulite
J Cosmet Laser Ther, 2007 Mar;
9(1), pp 15-20

85. Piotrowski-Manz H (2007)
Die Kunst des Schröpfens: Grundlagen,
Durchführung, natürliche Therapiekon-
zepte, Georg-Thieme Verlag, 2007 Jul

86. Chirali, IZ (2008)
Schröpftherapie in der chinesischen
Medizin; Elsevier, Urban & Fischer Verlag,
2.A., 2008

87. von Heepen GH (2008)
Schüßler-Salze
Gräfe und Unzer, 2008

88. Foster KW, Kouba DJ, Hayes J, Freeman V,
Moy RL (2008)
Reductions in thigh and infraumbilical
circumference following treatment with
a novel device combining ultrasound,
suction, and massage; J Drugs Dermatol.
2008 Feb; 7(2), pp 113-115

89. Schoser B (2008)
Nehmen Sie Ihren Patienten
richtig in die Hand
Ärztl Prax 10, 2008 Mar; pp 6

90. Musial F, Michalsen A, Dobos G (2008)
Functional chronic pain syndromes and
naturopathic treatments:
neurobiological foundations
Forsch Komplementmed. 2008 Apr; 15(2),
pp 97-103

91. Wanner M, Avram M (2008)
An evidence-based assessment of
treatments for cellulite
J Drugs Dermatol, 2008 Apr; 7(4),
pp 341-345

92. Cagle M, Anonymous, Ulz Q (2008)
Apparatus and method for treating
cellulite; Official Gazette of the United
States Patent and Trademark Office
Patents; p. No Pagination, 2008 Jun

93. Christopoulou-Aletra A, Papavramidou N
(2008); Cupping: an alternative surgical
procedure used by Hippocratic physicians
Journal of alternative and complementary
medicine (N.Y.), 2008 Oct; 14(8),
pp 899-902

94. Lach E (2008)
Reduction of subcutaneous fat and
improvement in cellulite appearance by
dual-wavelength, low-level laser energy
combined with vacuum and massage
Cosmet Laser Ther, 2008 Dec; 10(4),
pp 202-209

95. Romero C, Caballero N, Herrero M, Ruiz R,
Sadick NS, Trelles MA (2008)
Effects of cellulite treatment with RF, IR
light, mechanical massage and suction
treating one buttock with the contra-
lateral as a control; Cosmet Laser Ther,
2008 Dec; 10(4), pp 193-201

96. Farhadi K, Schwebel DC, Saeb M,
Choubsaz M, Mohammadi R,
Ahmadi A (2009) The effectiveness of
wet-cupping for nonspecific low back
pain in Iran: a randomized controlled trial
Complement Ther Med. 2009 Jan; 17(1),
pp 9-15

97. Auswertung der Anwendungs-
beobachtung mit dem Vacucomfort-
Gerät vom Februar 2008 bis April 2008,
internes Bamberger-Präzisionsteile-
Dokument/Excel-Tab. 06/2008

98. Technische Dokumentation für das
Produkt Vacucomfort®, zusammen-
gestellt durch Bamberger Präzisionsteile
GmbH 10/2008

99. Bedienungsanleitung für das Produkt
Vacucomfort®, Bamberger
Präzisionsteile GmbH 12/2008

achverzeichnis

Kontaktadressen

Bamberger Wellness GmbH
Industriestraße 25
89423 Gundelfingen
Tel.: 09073 - 9210461
Fax: 09073 - 1334
Web: www.bamberger-vacu.com
E-Mail: info@bamberger-vacu.com

MORAVAN Warenhandels GmbH
Am Loferfeld 56
81249 München
Tel.: 089 - 8649870
Fax: 089 - 864987-18
Web: www.moravan.de,
www.naturespirit.de
E-Mail: info@moravan.de,
info@naturespirit.de

FKS-Systeme GmbH
Industriestraße 44
89331 Burgau
Tel.: 08222 - 410388
Fax: 08222 - 410205
Web: www.fks-systeme.de
E-Mail: karnatjan@fks-systeme.de

Sebastian Bartning
Heilpraktikerpraxis
Freiwaldauer Weg 34
12205 Berlin
Tel.: 030 - 81299955
Fax: 030 - 81299956
Web: www.bartning.de,
E-Mail: info@bartning.de

Kosmetikstudio Ute Heinle
Beeker Ring 31
89423 Gundelfingen
Tel.: 09073 - 3456
E-Mail: heinle.u@web.de
Web: www.kosmetik-heinle.de

Naturheilpraxis Ernst Albert
Alberthalstraße 9
89407 Dillingen
Tel.: 09071 - 728772
Fax: 09071 - 728772
E-Mail: info@albert-naturheilpraxis.de
Web: www.albert-naturheilpraxis.de

Heilpraktikerin Katja Gabriele Staffner
Albertusstraße 6
89415 Lauingen
Tel.: 0175 7940550
E-Mail: katjastaffner@yahoo.de
Web: www.heilpraktikerin-katja-staffner.de